Sweet Sweet Sweet

愛情，是甜蜜的冒險，是追求幸福的起點。

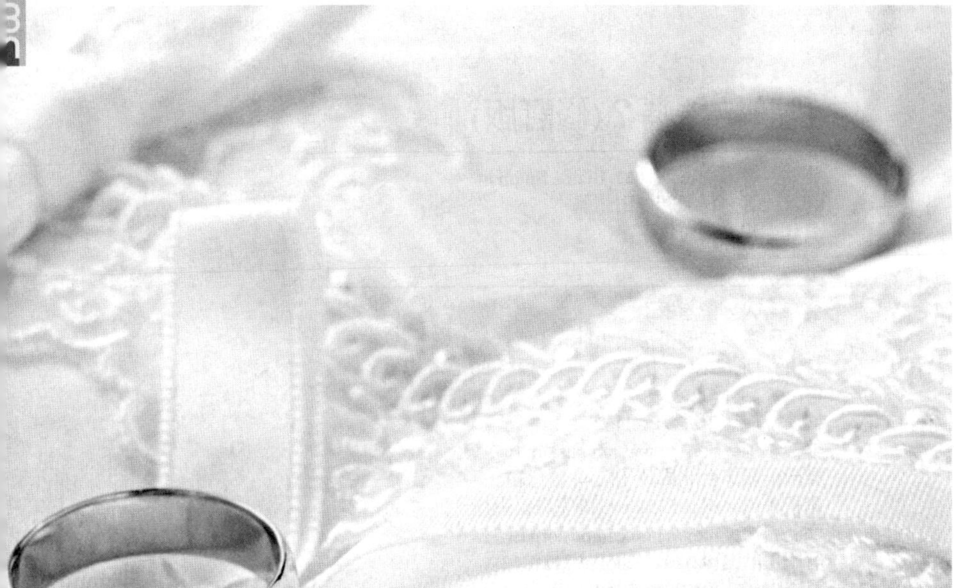

SHOULD I GET MARRIED?

我該**結婚**嗎？（增修版）

史密斯 著／楊淑智、田耀龍 譯

我該結婚嗎？(修訂版)

作　　者／史密斯（M. Blaine Smith）
譯　　者／楊淑智、田耀龍
責任編輯／楊秀儀
封面設計／張杏茹

發 行 人／饒孝楫
出 版 者／校園書房出版社
發 行 所／231 台北縣新店市民權路 50 號 6 樓
電　　話／(02)2918-2460
傳　　真／(02)2918-2462
網　　址／http://www.campus.org.tw
郵政信箱／台北郵政 13-144 號信箱
劃撥帳號／01105351，校園書房出版社
網路書房／http://shop.campus.org.tw
訂購電話／(02)2918-2460 # 241~242
訂購傳眞／(02)2918-2248

1994 年（民 83）11 月初版
2000 年（民 89）11 月初版七刷
2004 年（民 93）1 月修訂一版

Should I Get Married?
by M. Blaine Smith
Originally published by InterVarsity Press as Should I Get Married?

ISBN：957-587-817-5（精裝）

04　05　06　07　08　09　10　11 年度|版次 9　8　7　6　5　4　3　2

謹將本書

獻給

我的妻子艾薇

與

我們的兒子便雅憫、拿丹

透過他們，

神不斷提醒我，

祂在建造家庭上的恩典。

目錄

CONTENTS

Part 1 釐清觀點

Part 2 明白神的引導

Part 3 結婚評量表

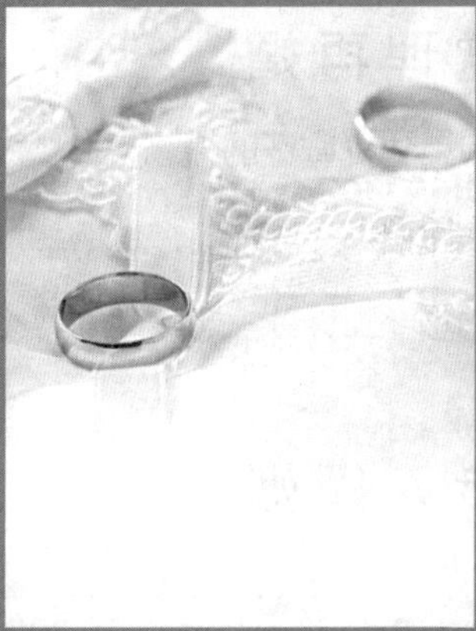

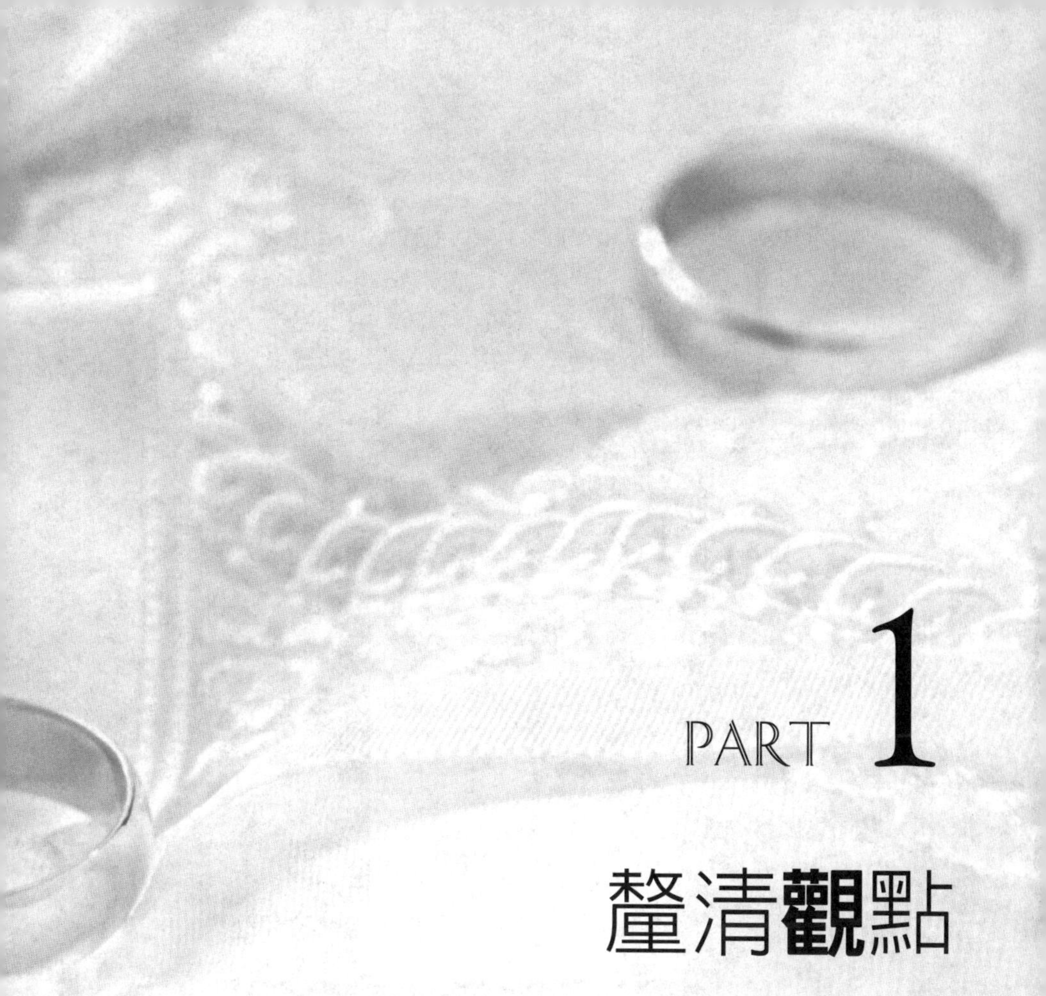

PART 1

釐清觀點

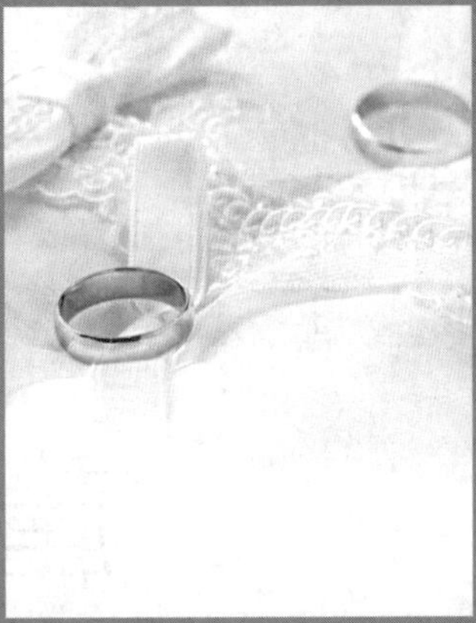

1

尋求未來

大部分我所認識的幸福伴侶都承認，尋找合適對象的過程並不一帆風順。在尋求的過程中，總不免經歷幾次錯誤的開始與失望的結局，甚至在面臨作最後決定的關頭還充滿著困惑。一位年近五十，婚姻非常幸福的女士很誠實地向我承認：「如果我變成寡婦，我想我無法再次忍受尋找對象的過程。」

但是，我也的確認識一對基督徒夫婦，他們在訂婚之前才認識了四天。在決定要結婚時，心裡一點掙扎也沒有。雖然當時他們兩個人都只有二十來歲，但是彼此都已成熟到足以作明智的抉擇。他們結婚至今已二十五年，而且擁有極好的關係。他們的例子說明了，儘管一般人的看法總認為挑選對象是件難事，有必要認識對方久一點，但總有例外的時候。

然而，這樣的例子還真不多見。我自己的感情婚姻就很明顯是屬於一般規則型的。當我十來歲時，正處青少年時期，極為害羞。雖然那時我跟一位女孩交往得很愉快，也持續約會了一年多，然而還有幾位是我渴望認識的對象，卻從沒有開始過。直到十九歲那年，我把生命獻給基督之後，情況才開始改善。我對社交的信心整個突飛猛進。

然而，在二十五歲之前，我還是談了三次慘澹的戀愛，令我失望透頂。甚至其中的一位，還使我相信自己已從神那裡得著啟示，認定我們會結婚，結果卻證明這只是不切實際的夢想。而另一位，所有的跡象均顯示我們會結婚，我們也確實維持了一年半美好的關係。但是後來卻發現，彼此的呼召不同，根本毫無結婚的可能。在參加完一次研習會之後，我對自己那麼渴求婚姻感到罪惡，甚至下定決心半年內不再碰感情的事。雖然這段時間使我獲益良多，但是現在我才明白，當時暫時誓守獨身的動機並不健康。

二十六歲我開始與艾薇約會的時候，事情終於有了令人振奮的轉變。我們交往不到一年就結婚了！神的恩典終於勝過我往常的笨拙與困惑。然而，我必須承認過去那段時間裡，我經常感覺自己好像一艘沒有羅盤，迷失在汪洋中的船。我知道，假如我對如何選擇終身伴侶有比較好的指引，就可免於過去那些痛苦和差勁的判斷了。

一般人的顧慮

有許多單身的基督徒告訴我，他們對處理感情婚姻的事充滿挫折與困惑；讓我更加確定自己尋找對象的經驗，是常態而非例外。許多人對以下這幾點感到莫衷一是：

結婚還是守獨身？有些人連選擇結婚或獨身的基本問題都不知道該如何解決。我們已婚的人可能很快就忘了，對許多單身的人來說，這個問題實在很複雜。他們已經聽太多有關婚姻與獨身的理想論調了。你應該追尋其中的一個理想嗎？如果是的話，那是結婚還是獨身呢？或者只是按著你自己的喜好追尋。你如何在這整個過程中察覺神的旨意呢？

尋找合適對象。另有許多人覺得結婚的念頭不錯，但是卻不知道要怎麼做才能步向地毯的那一端。我認識許多年紀不小、聰明、有人緣的單身男女，非常渴望結婚，卻因為種種的理由至今還沒有結婚；甚至其中有一大票的人，從未真正談過戀愛。

作抉擇。也許最令人驚訝的是：有許多人已經有很要好的對象，卻無法決定是否要結婚。事實上，近年來大部分找我協談的單身青年，他們想要得到的建議常是要不要與特別的那一位結婚。其中有許多是成熟的基督徒，已經跟對方交往很長一段時間了，但是一方或雙方卻無法決定是否結婚。有些人關切的是需要從神而來清楚的指示，另一些人則疑惑，一個人的理想能否在感情婚姻裡完全的實現。

害怕託付終身。還有一些人猶豫結婚或不結婚，是因為害怕婚姻本身可能是一種束縛或不愉快的經驗。不少人把託付終身說成是幽閉恐懼症——就像害怕被關在電梯間那樣。一位成熟的姊妹最近向我承認說：「我渴望與一個男人譜出戀曲，但是後來當他顯然認真起來的時候，我又驚恐得想跟他分手。一旦吹了之後，託付終身的威脅就解除，於是我又開始愛戀著他。」害怕託付終身不只令一些人想放棄美好的戀情，甚至讓一些人乾脆避不結交異性朋友。

前行指標。最後，有一些對結婚的問題目前還不十分關切的人，他們很想知道有關未來如何步入婚姻的一些看法。不幸的是，他們經常感到挫折，因為現今的教會鮮少在這件事情上面提供有意義的教導。我所認識的許多教會中，對於尋偶或擇偶，很少提供這方面的教導。雖然在一九九〇年代的確出現了幾本針對這個主題的書籍，但是對基督徒的婚姻抉擇有益的書籍卻仍然稀少。

鼓勵與引導

鼓勵與引導是我寫這本書的目的。本書是要給予有上述各種需要的人一些指引和鼓勵。這本書是弟兄姊妹在考慮結婚的每個重要階段的指南。特別引起我這方面興趣的原因是：我年輕剛信主的時候，許許多多這一類的鼓勵與引導使我獲益匪淺。

拙作《我該結婚嗎？》（*Should I Get Married ?*）初版在十年前印行，本書是該書的修訂版。我在好幾處提供了額外的忠告與例子，也添加了一些主要的章節，在這修訂版中，我將重點更集中於如何智慧地擇偶。對於那些正處於認真交往階段或是正在考慮當中的人，為了幫助他們判斷是否該結婚，我向他們提出了忠告。為了把更多的篇幅留給本書的主旨，我刪掉了初版中「尋找對象」這個單元。

如果你挑選本書是為了要幫助你尋找伴侶，那麼你仍能從本書的內容獲益匪淺。我會鼓勵你仔細閱讀以下的敘述，判斷你究竟在關係中尋找什麼。對尋找伴侶而言，這是一個極其重要的一步。我屢次發現到：那些熱中於婚姻的單身人士往往懷著不切實際的理想，這種理想正妨礙著他們尋找真正適合他們的人。

事實上，澄清你的期望有時候相當能夠讓尋偶單純化。有的人甚至發現他們早就認識的某個人（也許是位密友）可能成為很好的配偶，但卻因為他們不合理的期望而忽略了這個人。雖然這也許是（也許不是）你的情況，然而當你閱讀本書時，請你願意接受這個可能性。

三大盲點

當我回顧自己信主之後的單身經驗，我注意到兩件事。

首先，我確信有些我所經歷的困難是無可避免的。人際關係有一個奧祕（簡言之，是一個冒險），如果我們想要經歷神所安排的這種生命奇遇，並邁向終身親密關係的目標，我們就免不了要冒險。

然而，在另一方面，我太了解自己的一些問題，乃是基於某些善意但被誤導的觀念。這些觀念使我的判斷力變差，並容易陷入沮喪中。今天我在單身基督徒的諮商工作中發現，同樣不幸的觀念一再出現，而這些觀念可能導致的問題，都是可以預料得到的。單身基督徒最容易陷入的三大盲點包括：

特殊化。「特殊化」意指期待從神獲得不是理性能夠測度的指引。雖然聖經顯示，神會滿有恩典的引導我們的抉擇，但是祂鮮少排除讓我們自己透徹地思考問題，和負責解決事情的必要性。然而，許多基督徒卻期待神用一種不可思議或超自然的方式來引導他，使他可以超越尋求的過程，卸掉所有個人的責任。

這種信念促使有些基督徒對任何自行尋找對象的行動感到不安。另一些已經有好對象的基督徒，則希望在作結婚的最後決定之前，等候神無誤的指示。還有一些人則太快認為神已經透過他的某些內在感動，或某些其實很諷刺的巧合，給了他結婚的指示。他們並未仔細思考他們的決定。

理想化也會造成類似的問題。我們對浪漫的愛情或完美的對象，也許會抱持非理性的想像。對婚姻懷著理想固然重要，但是更重要的是這些理想必須切合實際，並且符合神為我們生命所安排的最美好旨意。事實上，俗世文化與基督教文化都影響著我們，以致大部分的人在能夠找到合適對象或作合理的決定之前，原本固有的觀念都得經過一番徹底的修正。

許多人無法看見良好的關係有發展成婚姻的可能，是因為他們的對象（或者他們對浪漫愛情的感覺）不符合他們心目中的完美形象；另一些人則太快以為某人是最好的伴侶，因為那個人正符合某種典型。

第三種想法可能同樣地，大大攔阻人作合理的決定，即「**災難觀**」。我所謂的「災難觀」，意思是指：對冒險和改變懷有非理性的恐懼，滿腦子縈繞著不可能發生的事情，或者可能作錯決定的想法。一個人在步向婚姻的各個階段中，會產生一些典型的恐懼感，包括害怕拒絕、害怕作決定、害怕婚姻責任等。對於那些已有良好關係的人，害怕委身是妨礙他們邁向婚姻最典型的因素。

人在面對像婚姻之類的大事時，有些害怕，那是正常的。因為這種事迫使你必須慎重的作決定，並使你不得不更加全心信賴基督。然而，過度的害怕卻可能阻撓你對婚姻的清楚思考，且會使你在遇到合適的機會時裹足不前。不肯冒險，事實上是對冒險缺乏適當的認識，這樣你將永遠不可能結婚。

我將在整本書中，探討來自這三方面的錯誤觀念，並指出這些錯誤觀念在你考慮結婚時，會讓你陷人迷思而不知所措。我也將引用我自己的例子和其他我認識或輔導過的人的經驗，盡力在每一點上陳明我的理念，讓它更符合聖經而且具有健康的思想。

我盼望這本書能使你在以下三方面獲益：

- ☑幫助你在作結婚決定時，清楚基督的責任與你自己的責任之間有何關聯。
- ☑幫助你對婚姻、獨身和如何挑選合適對象，有健康的觀念。
- ☑提供你正確的觀念，去處理畏懼的心理，因為它可能妨礙你從神領受最好的祝福。特別是害怕委身。〔我特別針對「害怕拒絕」寫了一本書，書名為《台上台下Easy Talk》（*Overcoming Shyness*，校園），[1]如果這是你需要特別協助之處，那麼我鼓勵你閱讀這本書。〕

眼前的任務

本書第二章將首先探討結婚或獨身的問題。因為這是本書所涉及的所有事情的基礎，我希望一開始就對這個問題提供清楚的建議。

本書第二單元將仔細審視神在我們日常生活中的引導，尤其是關於婚姻的決定。我會一面強調神在我們尋找對象上所扮演的角色，以及我們自己相信、倚靠神的必要性；同時也將省察一般常犯的錯誤觀念。這些錯誤觀念可能使你對尋找對象這件事，不能負起適當的責任；或者，使你無法清楚的思考要不要和對方結婚。

第三單元是本書的核心，針對一旦擁有一份真摯的愛情，面對是否決定結婚的問題，提出一些看法。我所提的一些原則可以協助你評估：你與對方合不合適、你是否已經預備好接受婚姻，以及衡量各種因素之後，是否作結婚的決定。

本書第四單元所提供的忠告與鼓勵，是針對那些考慮再婚的離婚人士，以及那些考慮與離婚人士結婚的人。我審視了牽涉在內的聖經經文及實際的議題。這份資料是修訂版中新增的部分。在初版中，我並沒有處理再婚的議題。

在第五單元中，我將探討對委身的恐懼，和繼之而來的問題，以及如何解決這些問題。我會討論如何發現你自己或別人也有這種畏懼感，如何回應一個害怕委身的人，以及如果害怕委身是你個人的問題，你應該採取哪些步驟去克服它。在過去十年當中，我針對這個領域付出相當多的關注，並且出版了一本這方面的專書，書名是《委身的焦慮》（*The Yes Anxiety*）[2]。對於克服恐懼委身的可能性，我變得更樂觀。此外，關於醫治方面，本書修訂版比初版提供更多的忠告。

「單身基督徒該不該約會？」針對這個問題，我也添加了一篇附錄。雖然在十年前，這還不算是個議題，然而哈里斯（Joshua Harris）在一九九七[redacted]年出版暢銷著作《不再約會》（*I Kissed Dating Goodbye*）之後，這個問題成了目前許多單身人士的重要議題。考慮與某個人結婚，或是開始一個認真的交往，對他們當中的許多人而言，「該不該約會？」現在是一個具有挑戰性的問題。在〈附錄一〉裡，我探索了與此有關的議題。如何判斷「約會型」還是「不約會型」的尋偶途徑，對你個人而言是最好的？我對此提出了建議。

最後，我添加了「不完美婚姻的誓言」〈附錄二〉。僅僅這幾句聲明，就反映了本書的主題：第一、神為我們所預備的伴侶不是完美的，而是最合適的。第二、兩個不完美的人能夠真正有一個充滿了解、饒恕與愛的婚姻。

在整本書中列舉的許多實例，其名字與細節已稍做修改，為的是保護跟這些事有關的人。這樣也讓我覺得可以自由的綜合、擬造例子，來解釋一些特殊的論點。

保持盼望

最後，我想要提的是我自己的經驗，不僅讓我跟那些還在奮鬥中的單身基督徒感同身受，而且也是一個重要的基礎，讓我對感情婚姻懷著更寬闊的眼光。因為，一來我的事奉使我接觸到許多真的非常滿足、享受單身生活的人。我一再看到，神施恩惠並賜完全的生命給那些單身的弟兄姊妹。如果你是單身人士，我盼望你從接下來的篇幅中，掬取到可觀的勇氣。

其次，我也經常看見神的奇妙作為，把兩個人結合起來，攜手共度一生，令我十分印象深刻。我為一對新婚夫婦證婚，同時也分享他們對神的讚歎。他們感到非常特別的是，他們各自在相隔三千哩的地方長大，出身於極端不同的家庭背景；然而，透過神的安排，他們居然相遇了，而且決定要結婚。

我自己的單身經驗教導我去回顧某些轉變的意義，這也是促成我寫這本書的動力。當我在某些重要的點上改變我的想法時，我便向婚姻的路上跨了一大步。結果是成就了一樁二十七年來充滿幸福、滿足的婚姻。我從許多一度已經準備放棄，但是現在卻過著快樂、穩固的婚姻生活的人身上，一再看到這種模式發生。

我用非常審慎的態度說這話，因為儘管有些受歡迎的書名含有荒謬的宣告，但是沒有一本書能保證可以為你找到結婚對象。然而，我確信透過這裡所提的一些觀點，也許相當能夠改善你對感情婚姻的憧憬，並且能幫助你更願意完全接受基督為你一生的豐盛供應。

我最堅定的信念就是：一旦適當的機會出現，這些透徹的看法將會幫助你作一個智慧的決定，並且有把握邁入婚姻。

簡言之，我以極其樂觀和充滿希望的態度寫這本書！但願這種精神能充溢於整本書中。

2

神要我結婚還是單身？

神創造我是要我結婚，或者我比較適合單身？哪一種情況最能實踐自我？哪一種情況最能讓我盡心服事基督？我怎麼知道哪一種情況才是神為我安排的旨意？

在我們談論擇偶的原則，或者該如何建立真摯的關係之前，首先我們必須考慮更基本的問題，就是到底該選擇結婚還是單身。這個問題不只對那些還沒有對象，正不知往何處尋找對象的人很重要；同時，對那些正在交往中，卻又困惑於是否應放棄單身，步入婚姻的人而言，也非常重要。

幸運的是，聖經對此問題的看法很清楚，也很自由。不幸的是，這卻讓基督徒特別容易傾向不健全的理想化想法。聖經對此問題的平衡看法，經常被一些看似合乎聖經的理想化觀點所蒙蔽。這些理想化的觀點，正是許多基督徒在作單身或結婚的抉擇時，面臨困惑的根源。這些觀點通常以下列三種方式出現。

結婚或被埋沒

有些基督徒將婚姻理想化；有些人甚至認為結婚幾乎是人人都需要的事。儘管鮮少有人明白地談論此事，但是，許多教會和基督教團體均抱持一個基本的假設，認為結婚比單身健康。這個觀點固然為那些尋求婚姻的人，締造了一個舒適的氣氛；但是卻對那些還沒有找到對象，或盼望守獨身的人，帶來負面的影響。

泰勒（Rhena Taylor）女士在《單身與完全》（*Single and Whole*）一書中，說明她如何在一群認為她錯過人生大事的友人中掙扎，並接受自己是單身女郎的經過。泰勒是一位滿足的單身者。身為精力充沛和頗富創造力的宣教士，她很享受沒有結婚的自由。無論她如何深邃的剖析自己，都找不出她內心有一個缺口，是得等著由一個丈夫和家庭來填滿的。

然而，朋友們卻為她沒有對象而安慰她，他們以為她的內心應該有一些複雜的情緒。其實，他們所以為的根本不存在。他們以很有技巧的婉轉方式告訴她，要是她結了婚，就會更快樂、更有效率。她說，最糟糕的是，「身為基督徒三十多年來，我從來沒有聽過任何一位傳道人，傳講單身對基督徒來說是一個好的選擇。我聽過一次又一次以婚姻為主題的講道，卻從未聽過推薦守獨身的說法，儘管教會的座位坐滿了單身的人。」[1]

毫無疑問，有許多基督徒太醉心於婚姻了。在許多基督徒的圈子裡面，選擇單身的人都必須擔負被視為二等公民的代價；也有一些實在適合單身的人身不由己的被迫步入婚姻。

陶醉單身的生活

然而，另一種情況（即單身）的問題也很大。固然有許多基督徒將婚姻理想化，但另有些人則高舉獨身。雖然沒有人會提議，神希望所有的基督徒都守獨身，但是，卻有些基督徒圈子認為單身比結婚更有品德。

極重視宣教事工的教會或福音機構，經常強調單身的自由對宣教服事的特殊便利性。固然有些教會是以健全的平衡觀點來看待此事，但是總有些人認為，單身的人比已婚的人更具備當宣教士的良好條件。

針對單身者的服事團體、查經班和書籍都強調，單身不只方便宣教事工，且對各行各業的基督徒都有益處。同樣的，固然有些人對個人的恩賜與呼召抱持適度的敬意，但是另外有些人總認為，和尋求婚姻的人比較起來，單身是順服更高的呼召。

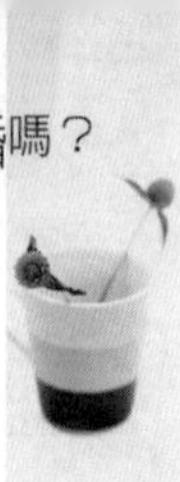

將獨身理想化的人，常為他們的立場找出令人折服的聖經根據：新約最著名的兩個人物耶穌和保羅便是獨身者。而且保羅在哥林多前書第七章32至34節，清楚的提到單身對獻身和服事主的好處：

> 我願你們無所掛慮。沒有娶妻的，是為主的事掛慮，想怎麼叫主喜悅。娶了妻的，是為世上的事掛慮，想怎樣叫妻子喜悅。婦人和處女也有分別。沒有出嫁的，是為主的事掛慮，要身體和靈魂都聖潔。已經出嫁的，是為世上的事掛慮，想怎樣叫丈夫喜悅。

毫無疑問，保羅看見了守獨身的好處。然而，保羅的這些話必須從其他平衡此觀點的論述脈絡下來了解。[2]

有些基督徒，像泰勒，非常滿足於單身生活，而且也享受不結婚的特殊益處。雖然就像任何人一樣，他們也曾經歷過寂寞的階段。但是，通常他們不會滿腦子想要結婚和渴望有個伴侶。他們真的反映出保羅所說的快樂的單身生活。

儘管有些人視單身為更高的呼召，但是他們發現很難將心中的欲望提升到符合這理想的境地。私底下，他們強烈渴望結婚。這樣，他們一旦結婚，心裡必然會嘀咕，害怕自己是勉強接受一個未達神完美旨意的情況，而這完美旨意是在他們不結婚時，才可能會知道的。然而，這種人倘若守獨身

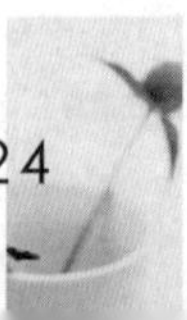

的話，又會花許多心神去夢想婚姻生活的狀況。這經常導致自我非難，以及對未能滿足神的「理想」感到罪惡，而使問題變得很複雜。

我不配結婚

基督徒選擇單身還有一個原因，儘管這個原因與高估單身的價值沒有什麼關係。有些人把婚姻看成是一份崇高的禮物，崇高到令人感覺自己不可能配得這禮物。他們把婚姻當成是：神給那些基督徒模範生的獎賞。

對不這麼認為的人而言，這種想法會令他們十分驚訝；但是，確實有一些認真的基督徒掉進這種想法裡面。他們也許相信，他們過去與異性約會時的行徑，或對性的幻想太不屬靈了，所以不配得著神所賜的婚姻。於是，守獨身變成是一種自我懲罰，一種彌補罪惡的方式。

有這種想法的人如果結婚，可能不是陷入罪惡感，就是產生不健康的心態，以配得結婚這「獎賞」而引以為傲。通常他們也會對擇偶的條件抱持嚴謹的道德標準，且無法容忍失敗。

聖經的觀點

上述每一種理想化的觀點，都含有一個聖經的真理，就是：神「*的確*」希望大部分的基督徒最後都能結婚。獨身

「**確實**」給某些人恩典，讓他們得到獨特的益處。婚姻「**的確是**」神給人的一份特別的禮物。

但是在上述每一種立場中，一旦將真理推向不健康的極端，便會出現錯誤。聖經並未視婚姻或單身哪一個比較高貴——結婚與否是神對個人的旨意的問題。婚姻固然是一個豐碩的禮物，但是聖經卻從未將婚姻視為哪一個人才配得的獎賞。

當你充分了解聖經對婚姻與獨身的看法之後，你會發現聖經的觀點既平衡又自由。它同時避免了理想化的普遍觀點，也在決定人生方向上面給予我們簡明的依據。也許最令人訝異的是，聖經將強調的重點放在：了解上帝旨意的主要關鍵是在個人選擇與偏好上。

聖經的觀點可歸納為以下數點：

一、神賜婚姻不是因為人配得，而是因為人需要婚姻。聖經教導說，婚姻和救恩一樣是神白白賞賜給人的禮物。我們在聖經中首先讀到有關婚姻的經文是：「耶和華神說，那人獨居不好，我要為他造一個配偶幫助他。」（創二 18）關於神為何讓夏娃進入亞當生命中的這件事，這裡只提到一個理由，就是亞當需要伴侶的事實。經文並未提及亞當配得一個妻子，甚至也沒有提到亞當有了配偶之後，就更能服事神。這段經文只是說，亞當有一個個人的需要，這個基礎已足夠促使神要為他填補這個空虛。

稍後的幾段經文更清楚的顯示，亞當與夏娃反映了神對人類的大體心意。「因此，人要離開父母，與妻子連合，二人成為一體。」（創二24）一如亞當與夏娃被配在一起是因為他們互相需要一樣，神認為其他人也會照著他們自己想要有伴的需要，而被引導去尋找一個配偶。

保羅在哥林多前書第七章1～6節，也以人類有滿足性慾的內在需求為出發點，重申這個看法。讀這段經文時，你有必要沉思其中的含義：

> 論到你們信上所提的事，我說男不近女倒好。但要免淫亂的事，男子當各有自己的妻子；女子也當各有自己的丈夫。丈夫當用合宜之分待妻子；妻子待丈夫也要如此。妻子沒有權柄主張自己的身子，乃在丈夫；丈夫也沒有權柄主張自己的身子，乃在妻子。夫妻不可彼此虧負，除非兩相情願，暫時分房，為要專心禱告方可；以後仍要同房，免得撒但趁著你們情不自禁，引誘你們。我說這話，原是准你們的，不是命你們的。

然後保羅接下來指出（第7節）：

> 我願意眾人像我一樣。只是各人領受神的恩賜，一個是這樣，一個是那樣。

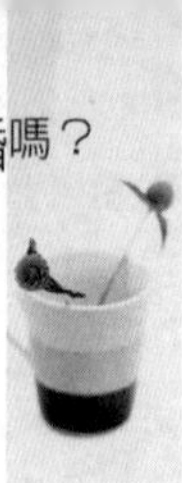

保羅在這段生動的敘述中說，婚姻是幫助我們避免傾向不貞潔的禮物。我們理想化的想法可能期待保羅說：「既然有那麼多的淫亂，你必須首先證明你自己在道德上配得婚姻。」或者，「既然有那麼多的淫亂，你應該避免結婚，因為結婚會使你放縱性慾。」然而，相反的，保羅卻視婚姻為抵制不貞潔的*解毒劑*。

保羅不認為婚姻是行為正直者之獎賞的哲學。保羅可能對抱持這種觀念的人說：「是的，你說你不配結婚，這種說法很正確。但是誰又配得神所賜的任何禮物呢？你很可能有必要結婚。如果你的確有結婚的*需要*，且有一個合適的機會，藉由結婚，你將更能榮耀神。在這個情況中選擇不結婚，等於是選擇靠自己的力量，而不是接受神所賜的恩典，過基督徒的生活。」

二、獨身是某些人才有的恩賜，不是所有的人都有的恩賜。保羅的話清楚的指出，大部分的基督徒都是藉著結婚才能對主有最好的服事：「男子當各有自己的妻子，女子也當各有自己的丈夫。」然而，保羅絲毫未提及一般的想法，就是將婚姻理想化，並視為普遍的需要。他在哥林多前書第七章一開頭的地方，也頌揚獨身生活的好處。他說：「男不近女倒好」。接著，保羅又提列他自己對獨身生活的享受（7節），最後指明，獨身如何得以免除結婚所不可避免的一些負擔（32～35節）。

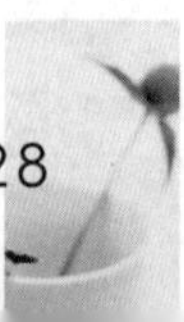

但是，保羅所持單身觀點的關鍵在於，他認為能心滿意足地過不結婚的生活是一項屬靈恩賜。「各人從神領受各自的恩賜，這一位是某一樣，另一位是別樣」（第 7 節，NRSV，新標準修訂版聖經）。在哥林多前書第十二章，保羅將屬靈恩賜比喻為人體的各部器官。透過這個完美而有用的暗喻，保羅表明：你要不就是擁有某種個別的屬靈恩賜，要不就是沒有那個恩賜。你不可能只是藉著想要某個恩賜就可贏得它，就如同腳趾頭不能變成眼睛。

這個類比也暗示，你不難知道你是否有某個恩賜，就好像你不需費力就明白你有手有腳。所以屬靈恩賜的存在，是明顯的。

魏格納（C. Peter Wagner）在他的經典之作《你的屬靈恩賜能幫助你的教會增長》（*Your Spiritual Gifts Can Help Your Church Grow*）一書中，提供了率直的建言，教導人如何確認你是否有獨身的恩賜：

> 如果你現在是單身，並且心裡非常清楚，如果眼前有一個合適的機會，你可能會立刻結婚，這樣，你大概就沒有獨身的恩賜。如果你還是單身，卻發覺你因為性衝動未能滿足而備受挫折，那你也可能沒有獨身的恩賜。但是假如上述這些情況都不致困擾你，欣喜快樂吧——你可能已經發現你諸多屬靈恩賜中的一個恩賜

了。[3]

我衷心同意魏格納的論點。要尋求神是否希望你定心在守獨身上面，通常就像要分辨你自己真正想做什麼事一樣的容易。

這意思並不是說，既然你沒有獨身的恩賜，那麼假若你獨身，就無法持守貞潔和實踐自我。應該是，即使你尋求婚姻的願望還沒有實現，神仍會賜給我保持純潔和享受生命所需的一切力量。但是這需要藉著操練，並刻意倚靠神的恩典才能達成。然而，對有獨身恩賜的人而言，他不必刻意去理會這些事，因為你保持獨身是很自然的事，根本不需要靠英雄式的自律。

底線

如此一來，我們所談論的，可以推衍為以下幾點：

☑如果你想結婚，你應該感覺毫無拘束地，面對可能的機會敞開自己。你沒有必要庸人自擾地老想著「神是否真的希望我守獨身？」之類的問題。當然，神若要你結婚，祂終究會以事實證明給你看。不要錯以為你對婚姻的渴望，便是神鐵定會賜給你配偶的預示。時間將會說明這一點。但是，若以為神也許期望你計畫永遠守獨身，或者發永誓保持獨身，也是錯誤的想法。你盡可無拘束地對結婚的可能性抱持敞開和有盼望的態度。

☑另一方面，如果你很清楚你比較適合守獨身，那麼你也不必庸人自擾地的思想：「**神是否真的要我結婚？**」你更不必視自己為神國裡的二等公民。你可以很釋放地享受神已經給你的特殊獨身恩賜，並且尋找如何投資單身生命的最佳途徑。至於那些老是敦促你結婚的朋友們，你該怎麼辦呢？你當然可以敏銳地告訴他們，別再找你麻煩了。

☑然而如果你還在觀望，那該怎麼辦呢？你不確定你到底想要結婚還是保持單身。在本書第一版裡，我對這種情況給予了簡單的忠告：放輕鬆，讓答案及時浮現出來。這種合邏輯的、虔誠的答案，似乎不是確定的。

後來，在我的一場講習會中，有兩位女士（她們是朋友，一起參加那場講習會）為了這種忠告指責我。她們解釋道：她們單身（三十五歲左右），方才警覺到她們其實想結婚。她們後悔已經將這麼多的人生耗費在職業生涯裡，沒有早點明確勇敢地面對她們對婚姻的渴望。她們覺得已經失去寶貴的時間，當初應該把這些時間拿來投資在預備婚姻以及尋找伴侶。

她們的反應讓我相信，我以前對這個議題的忠告太過簡化。有些幸運的人，不論是單身或已婚，都同樣地終身幸福。如果你確信這種描述適用於你，那麼我最初的忠告仍然有效，即：不要在感覺帶有強制的情況下解答這個疑問。如果婚姻隨之而來，那好；如果沒有，那也沒關係。不論哪一種情況，都是雙贏的局面。然而並非每個人都自然傾向於此。

有許多人，就像這兩位參加我的講習會的女士，有一段時期，對婚姻沒有把握，但是後來她們的生理時鐘敲醒了她們。她們了解到：她們的確想結婚，並且後悔當初沒有把焦點更集中在這個需要上。在這種情況下，對婚姻的渴望通常已經隱藏起來了，但是她們卻沒有完全認清這個渴望。

我們怎麼會沒有察覺到對婚姻的根本需要呢？我們也許過於被職業生涯所抓住，以至於我們延後處理這個問題，到了超過合理的地步。恐懼感也許會阻礙我們去面對它（從「害怕被拒絕」到「害怕委身」到「過度害怕結局是不好的婚姻」等不同的程度）。此外，如前所述，在基督徒的圈子裡，將獨身理想化也會阻礙我們對自己、對別人都用誠實的態度來面對我們對結婚的渴望。

如果你符合上述任何情況，那麼我想鼓勵你花時間去澄清你對婚姻與獨身的感覺。你也許因著沒有這麼做而低估自己。當我們承認渴望、擁有渴望時，比起我們只是讓渴望成為一個模糊的雄心，更有可能實現這個渴望。當渴望變得具體時（尤其是當渴望變成目標時），我們比較能自然地去實行，並且向那些能幫助我們達成目標的人發出信號。

「你到底想結婚還是獨身？」當你在閱讀本書裡的提示時，要以解答這個疑問的眼光來讀。此外，你也許會覺得下面這兩種作法也會有所助益，即：與諮商者一起探索這個議題，或是透過個人退修會把焦點放在這議題上。如果你真的想結婚，那就不要害怕正面地去面對你對婚姻的渴望。如果對保持單身的渴望，真的反映了你內心的自我，那就承認你想保持單身。

對約會上癮

另外一種極端是：有些單身人士太享受約會了，以至於幾乎讓約會成了婚姻的代替品。我一點也不反對約會。事實上我認為，許多人（如果不是大部分的人）在尋找伴侶時，約會是一個有益的過程（〈附錄一〉有詳細的討論）。然而，我相信神絕不是要把約會當成婚姻的代替品。

有些人緣好的單身人士比較喜歡新關係的愉悅，甚於永久關係的穩定性。他們不停地從一個短期的關係跳到另一個短期的關係。另外一些人則讓自己在約會當中有足夠的性解放，以至於他們寧願將無須委身的約會視為發洩性慾的地方，也不要承擔負有其他責任的婚姻。

如果你符合上述兩種情況之一，那麼請幫幫你自己吧！你要了解到，你在約會裡的極大享受，說明了兩件事：第

一、你真的需要結婚；第二、神在創造你時，已賦予你結婚的需要。哥林多前書第七章把這一點講得再清楚不過了。你也要認識到，你把約會當作婚姻的代替品，所以你還沒有活出神的美意，並且錯過了一些神的最大祝福。

也很可能你對於你所考慮結婚的對象，持有太過理想主義的想法。

我可以溫和地說嗎？這是你該長大的時候了。對於婚姻以及選擇適合你的伴侶，你要發展出透徹的看法；這是**辦得到的**。若要得到指引，請閱讀下面的內容。請你與牧師、稱職的諮商者，或是你所信賴的朋友，一起來探索這個議題。請你放棄「與我結婚的人一定要完美」的這個思想。你要設定一個目標，即：尋找一位適合你的人結婚。並且向神祈求恩典與智慧，在合理的時間之內解決這件事。

現在是否該是放棄結婚希望的時候了？

剩下的問題是：在虛度了這麼多年，或者在經歷幾次戀愛失敗之後，你可能已經到了一個地步，覺得應該下結論說，神已經透過環境的力量告訴你，祂並不希望你結婚。於是，該是你放棄想結婚的念頭，專心尋求永久獨身的時候了嗎？

我要強調，你永遠不必下結論說，神已經告訴你，祂從不曾希望你結婚，或祂已經永遠為你關了這扇門。也許（a）

你決定你真的比較喜歡守獨身；或（b）神給了你非比尋常的超自然啟示，說你不應當結婚。除了以上情形之外，你並未被迫得放棄你的希望。

甚至從表面上來看聖經，基本上神對祂的兒女各有不同的時間表。有些人早早就明瞭他生命中的重要目標，有些人則是後來才明瞭。這不只適用於尋找配偶的事情上面，也適用於其他任何事情。我見過非常令人鼓舞的例子，包括：有位我認識的姊妹，五十歲結第一次婚。此外，就在最近，我的朋友六十九歲第一次訂婚，而且對方是她生平第一個約會的人。麥樂斯（Herbert J. Miles）在《單身、性與婚姻》（*Singles, Sex and Marriage*）一書中，也提到一個姊妹令人鼓舞的例子和見證，這位姊妹結婚時已屆六十歲——就是麥樂斯自己的太太。[4] 這是她第一次結婚，卻是麥樂斯的第二次婚姻（麥樂斯是個鰥夫）。

我只是拿這些當作例子；我不認為有什麼年齡的上限，使你必須下結論說：「婚姻現在對我而言太遲了。」

我了解邁入二十多、三十多歲或更大的年紀，等著結婚，卻找不到合適的對象，是很令人洩氣的事。我一點也無意輕忽這中間所承受的痛苦。有些人覺得為了保持心智健康，他們必須放棄尋求婚姻，或者堅決保持獨身。但是在你這麼做之前，我要敦促你繼續把這本書讀完。也許你在某些方面改變觀點，將使你在擇偶上面更有收穫。

同時，不要自暴自棄，記住聖經一再提醒我們，禱告和堅毅不拔的努力最後終將有所成。也請記住，神不是你的死對頭，而是你的朋友，祂渴望為你的生命賜下最好的東西。單是這個理由，就值得你對結婚抱持希望。

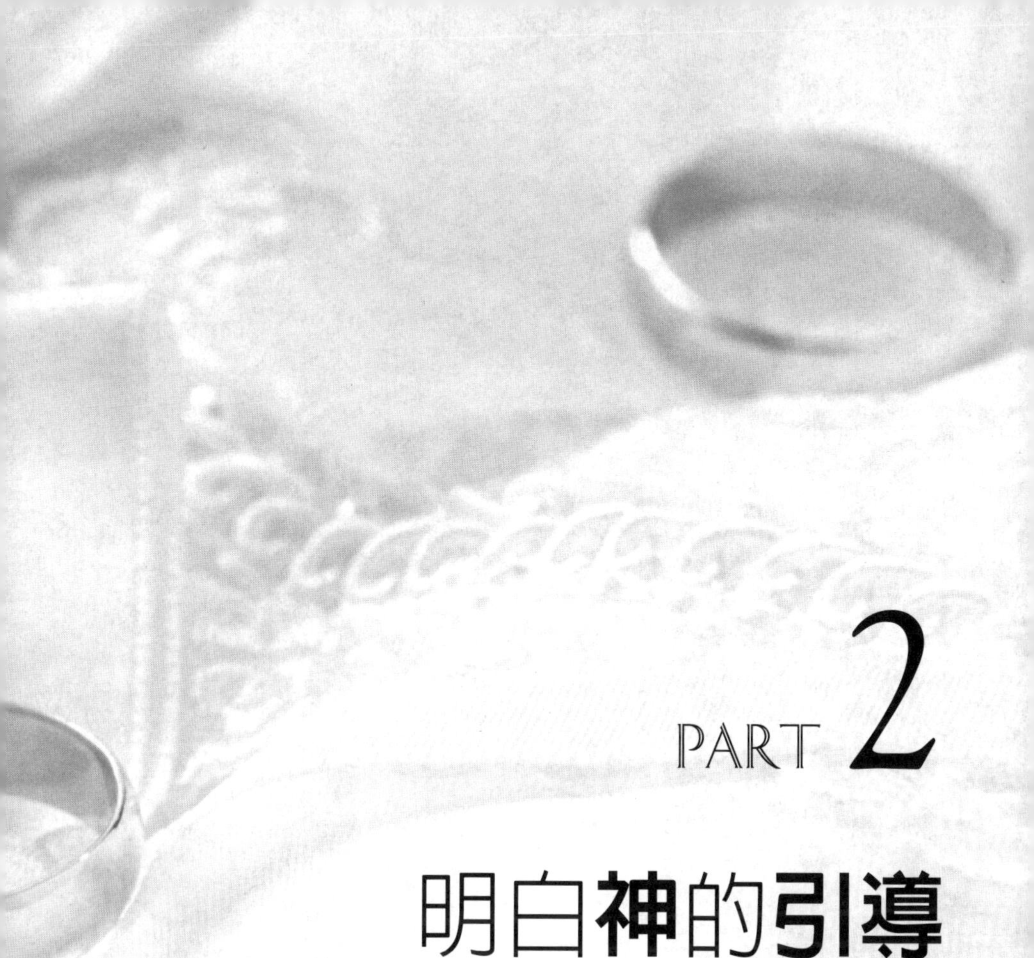

PART 2

明白神的引導

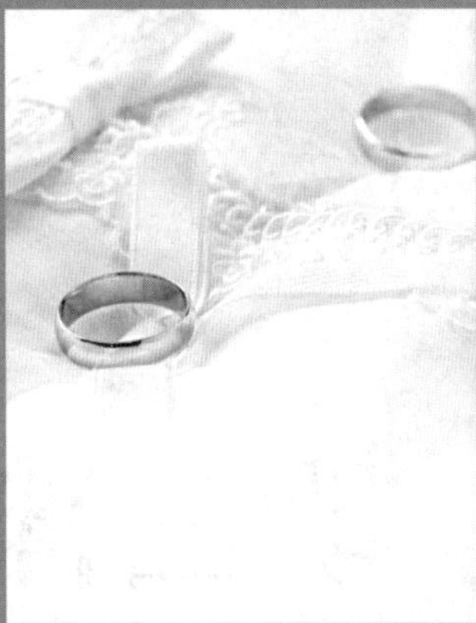

3

神會為我預備一位理想的伴侶嗎？

我單身時所參加的教會裡，有人寫了一首詩歌，後來成為那間教會婚禮時最愛唱的一首詩歌。許多佳偶都選這首歌作為婚禮的序曲，我和內人艾薇用這首詩歌來為新人祝禱。它從第一節開始便道出貫穿整首詩歌的主題：

好久好久以前，在神賜給我們生命之前，
在我們的靈魂未成形之前，
也在眼睛不能看見之前；
祂便為我們安排，
為我們預備對方，
祂計畫這一天的來臨。[1]

這首詩歌宣告了基督徒素來視為神聖的信念——就是神早就為你決定了對象。如果祂要你結婚，祂心中必定有一個理想對象是為你預備的。而且祂會運用許多不可思議的方法，把你帶到你的歸宿面前。

撰寫這本書使我面臨挑戰和反省，我將這首美麗的詩歌，納入婚禮服事中的決定是否正確？在我們所作的決定中，這是最聰明、細膩的一次嗎？我現在仍像那時一樣，那麼堅信歌詞中所設的前提嗎？仍像我們過去在婚禮上所做的一樣，向其他人大肆鼓吹這觀念具有教化人的意義嗎？

毫無疑問，有些基督徒從這種相信神早已為你預備好對象的信念得了益處。這個信念鼓舞許多已婚的人，讓他們不再看自己的婚姻不過是巧合的緣份，並更加感謝神將他們配成對。這也促使他們對基督有更深的尊崇，且對婚姻更忠實。有許多單身者也滿心認為，如果神要他們結婚，祂會挪移如山高的困難，成就此事；他們頗受激勵地懷著希望，有時甚至不敢跨出必要的步伐去尋找對象。

然而，我發現這觀念也經常對基督徒產生負面的影響。它使有些已婚的人因自覺那麼快就蒙神揀選，賜下婚姻資產，而感到比未婚者優越。另一些人則太容易為了在婚姻上所遭遇的問題而埋怨神（參：創三 12）。

最不幸的還在於，這個觀念有時會讓想結婚的單身基督徒裹足不前。有些人因此認定，任何私自尋找對象的努力，都是超出信心的範圍，例如：換工作或換教會，以便增進邂逅合適對象的機會，這是他們不可能做的事。他們認為，信心要求你靜靜的坐著，等候神把合適的那一位帶到你的門檻前。

其中一個極端的例子是：一位姊妹告訴我，她覺得她必須避免接觸任何太容易找到丈夫的環境。她有四個宣教服事的機會——在其中三個服事的情境裡，都有她可以考慮結婚的單身弟兄。因此，她感覺不得不挑選第四個。儘管這位已經年過四十的姊妹非常想結婚，但是她很怕在這件事上將自己的意思與神的旨意混淆了。這種情況下，神實在很難帶領一位弟兄進入她的生命中。如此一來，更讓她確信，婚姻只有在神肯成就的情形下才會到來。

相信神會為你安排一位理想對象的想法，也促使有些人對他們考慮（嫁）娶的人，抱持太理想化的態度。他們認為，既然神是完美的，那麼就不能找一位低於理想標準的人。有這種觀念的人，很容易在第一眼看見對方的缺點時，就放棄交往的機會。另一些這一類思想的人，則是無盡地空等一份十全十美的愛情，卻不曾等到過。

不逾越聖經

我必須承認，當我想起艾薇和我，把那首描述神早已為我們預備對象的歌，列入我們在婚禮上的服事，而沒有考慮到它可能給別人造成的後果時，我不免覺得心驚。同時，我也害怕在我們渴望向全世界宣告，神早已經為人預備婚姻之時，我們心裡面可能太自鳴得意或太沾沾自喜。除此之外，我也想到有幾對結婚時選唱這首詩歌的夫婦，如今已經離婚了，真令人不寒而慄。其實只要我們一口咬定，我們知道神為我們一生所安排的隱密計畫時，我們就像踏在一層薄冰上。

我沒有意思要推翻這首歌。出身長老會的背景，使我深深的尊敬有關神的主權這方面的聖經教導，並且使我對基督徒生活中似非而是的道理感到熟悉。我相信神會給我們完全自由的選擇權，並讓我們按照人所能理解的而行；但是，關於神如何驅使我們邁向祂所預定的計畫，仍是個奧祕。

然而，我的經驗卻是：大部分的基督徒在遇上與婚姻有關的決定時，鮮少認為上述觀念有用。在那樣深深關涉個人、生活轉變且影響深遠的婚姻問題上，我相信，聖經有極清楚的教導與明顯的帶領，並且保護我們不被空想的觀念所誤導。神顯然已經告訴我們，祂要我們清楚地、誠實地明白祂的旨意。

令人詫異的是，聖經中從來沒有特別說明，神會為男女預定結婚的對象。儘管這個信念根深蒂固的存在猶太人的傳統中，且從猶太法典的許多諺語與軼聞中反映出來；但是，在聖經中，聖靈並沒有明確地提到這件事。這個事實顯示，無論此觀念是不是真理，大部分的信徒在邁向婚姻之路時，記著這個觀念，對他們並沒有特別的益處。我的意思並不是說，聖經一點也沒提到神在婚姻上所扮演的角色。恰恰相反！但是，整體而言，聖經視此事的責任為**相互合作式**的，在邁向婚姻的過程中，神和我們都扮演著角色。當你完全了解這個觀念時，你會發現這是一個非常自由的觀念，同時也是一個具有挑戰性的觀念。為了達到這個目的，聖經強調三個很重要的觀點，值得謹記。

樂觀的呼召

當你在尋求終身伴侶時，你有絕佳的理由可以樂觀。固然聖經並沒有直接論到神是否事先為你預備好對象；但是，聖經的確指出，神給尋求結婚機會的人，一個特別的引導方式和幫助——其成功率通常很高。

例如，當保羅鼓勵有必要結婚的基督徒結婚時，他顯示了極大的信心，認為那些求偶的人必能尋到一位合適的對象。當保羅在哥林多前書第七章第2節說：「男子當各有自己的妻子，女子也當各有自己的丈夫」時，他不認為需要婚姻的人會找不到合適的對象！如果我們記得他這段話是對誰說的，我們會對保羅的樂觀感到很有興趣——他是對一個信主只五年，適婚人口並不多的年輕教會而說的。保羅的這種看法乃源自於他相信神在滿足聖徒的需要上，不會縮短祂的膀臂。

保羅在致哥林多教會的書信中，一開頭便以信心宣告說，神將會供應他們，滿足他們生活上最深的需要：

> 我常為你們感謝我的神，因神在基督耶穌裡所賜給你們的恩惠：又因你們在祂裡面凡事富足，口才、知識都全備，正如我為基督作的見證，在你們心裡得以堅固；以致你們在恩賜上沒有一樣不及人的；等候我們的主耶穌基督顯現。祂也必堅固你們到底，叫你們在我們主耶穌基督的日子無可責備。神是信實的，你們原是被祂所召，好與祂兒子，我們的主耶穌基督一同得分。（林前一 4～9）

保羅深信神必在基督裡供應哥林多人的需要，這樣的信心又鞏固了保羅在這卷書信中所提到的一切論點。他以基本的信心道出，當他們尋求作明智的抉擇時，神必在他們的生命中動善工。

的確，保羅並沒有保證，神必定會為那些想找一個對象的人預備對象。保羅在此處和其他地方，並聖經其他作者，都沒有鎖定神必定會回應人的任何需求。神經常有可能選擇不直接滿足人的需要，而賜恩典使人在未實現的欲求中過得滿足，保羅在給哥林多教會的第二封信中便強調這個觀點

（林後十二 7～10）。

還有，保羅在教導婚姻時很強調盼望，他在所有書信中也一直鼓勵我們，要相信神必在耶穌基督裡滿足我們一切的需要（腓四 19）。如果你想結婚，你當然有理由充滿希望地相信，神必定會給你一個能滿足你需要的對象，除非祂改變你想結婚的念頭，或以清楚的方式關閉這扇門。

同樣的，你必須在合理的範圍內期待你的盼望會實現，這是很重要的。如果你心想，「神會挑一個理想的人給我」，那麼你很可能會訂下不可能達到的理想標準。當我們審視保羅在哥林多前書第七章中所認為的神的角色時，我們發現事實似乎不是「神為你預備了一個理想的對象」，而是「神將幫助你找到一個**合適的**伴侶」。這通常是更有啟發意義的思想。神賜給你的對象必定有不完美和失敗的地方，就像你也不完美一樣。然而，他必會在某方面彌補你的缺憾，以致使你得著更大的幸福，讓你們一起為基督活出更加結實纍纍的生命。

責任的呼召

當我這本書寫到一半時，有一天在晚宴上，我與一位已婚的朋友聊到這方面的事。我們的話題轉向在找對象這件事上，信心與個人責任這兩者該如何配合的問題。那時她先生正好走過來，她就把一個空杯子遞給他，要他幫她加一些冰塊。我開玩笑的說：「茉莉，如果妳的信心夠強，妳不用要求，妳先生也會知道妳想要加滿這杯。事實上，如果妳的信心**真的**很強，妳只要伸出杯子，冰塊就會自動掉滿這杯子內。」

她回答說：「但是，這不正是許多基督徒在尋找對象時所表現的行動嗎？只要伸出杯子，冰塊就會掉進來。」

她說得對。當我們談到信心時，有些人總以為這件事完全取決於神的作為。他們認為，人無法為結果負什麼責任。

然而，聖經卻從來不曾這樣看待作媒的事。聖經經常視它為相互合作的過程，神和想結婚的人都必須為結果負責。此事不只涉及用信心等候，且涉及採取具有信心的步驟。

因此，保羅在帖撒羅尼迦前書第四章 4 節（RSV，聖經標準修訂本）提到一個態度，就是：男人應該「娶」（take）一個妻子，這裡所使用的動詞意味著人主動。[2] 保羅在哥林多前書第七章談論到婚姻的重要性時，他一點也沒有提到被動地等候神給你一個配偶；相反的，他提到個人的主動說：「男人當各有自己的妻子，女子也當各有自己的丈夫。」

事實上，我們完全信賴神並不等於懶散坐著等，而是謹慎、小心地採取我們有理由相信是符合神心意的行動。固然信心在某個程度上，可以指被動地坐著等候神將你的另一半帶到你的眼前，但是更大的信心是採取經常看來嚇人的步驟

——改變環境或開始一段新的關係。這樣的行動與對基督有信心並不衝突。當你沉浸在禱告中，渴望榮耀祂的時候，這些行動便是走在信心路上的重要關鍵。

承擔的呼召

第三個觀點是我們在尋求婚姻時極為重要的一點。聖經對婚姻所持最崇高的觀點，即視婚姻關係有如基督與教會的關係（弗五21～33）。為了這個目的，我們在尋求婚姻的可能性和採取實際步驟以步入婚姻時，就必須在每一點上盡力向基督獻上最高敬意。為此保羅也評論道：「神的旨意就是……要你們各人曉得怎樣用聖潔尊貴，守著自己的身體。」（帖前四3～4）

這個評論涉及我們每天與基督認真同行的重要性，即我們有必要實踐個人獻身、讀經、敬拜和參加團契小組。在基督裡成長不只可以預備我們成為日後配偶的好伴侶，同時也將使神更能自由的在我們生命中——包括婚姻和其他各方面——完成祂最美好的旨意。這個成長過程的其中一部分就是，我們得經常為我們對婚姻的期盼禱告。我們應該同時注意求神按祂的恩惠成就祂的旨意，並且誠實地表明我們目前所想要的是什麼。最後，本段文字要談的是，在我們採取步驟尋求一段姻緣，並且最後決定是否要與這特別的一位結婚時，我們需要作最負責任、最聖潔的決定。在每個節骨眼上，我們的目標應該是了解神的旨意，並且行神的旨意。

我們固然知道，神要我們尋求與祂建立關係這件事上，充滿了挑戰；但是，這也使我們回到有盼望的基礎上，因為這提醒我們，神渴望在我們生命中的每一方面動最美好的善工。祂不是我們的敵人，而是我們的朋友，祂渴望給我們的未來最好的祝福。誠如詩篇作者所宣告的：

> 祂救贖你的命脫離死亡，以仁愛和慈悲為你的冠冕。祂用美物使你所願的得以知足，以致你如鷹返老還童。（詩一〇三 4～5）

這已足夠激勵我們在採取步驟邁向婚姻時，隨時將榮耀歸給基督！

4

我怎麼知道神的旨意？

我必須承認，在我決定向艾薇求婚時，我並沒有從神那裡得到任何直接的啟示。我深切地渴望知道神的旨意，事實上，那時我花了一天的時間禱告、默想才作這決定。但是我作決定的過程是理性的，而不是充滿了玄奧的。我衡量得失利害，最後決定向她求婚，因為我這麼做，看來是再合理不過了。

如果這聽起來有點像自我表白的話，意思並不是說，現在我懷疑當初是否作了正確的選擇。情況正好完全相反！但是，我明白當時身為一個年輕的基督徒，我不很熟悉作決定的實際步驟。那段時間有許多人教導我如何明白神的旨意，大多數的人都說，我應該等候神以顯著的方式告訴我該做什麼事。

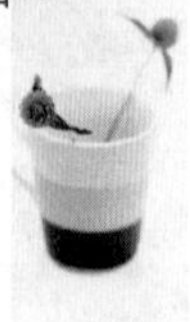

當我漸漸熟悉聖經時，我才開始明白，其實聖經對神的引導有相當不同的呈現，坦白說，是更加自由的觀點。固然初代教會的信徒深信神一直在引導他們，但是，我們看到聖經中只有少數是直接從神領受戲劇性引導的例子。我們傾向用合邏輯的方式作決定，甚至是在沒有任何超自然的指示之下，憑信心邁開大步。當我決定娶艾薇時，雖然我在作重大決定上已有相當的操練，但是卻仍在「如何尋求神的旨意」這個問題上猶豫不決。

從那時起，我便刻意鑽研聖經中有關婚姻決定的教導，而且我所寫的第一本書，主題就是有關神的引導。現在我敢充滿信心的說，聖經描寫神引導人的方式是：神透過人的理智來引導，而不是不合乎人的理智。聖經中有許多的證據可以證明，誠如聖經中的一位作者所說的，神的引導常是使人的思想純淨。

我發現，今天的單身基督徒多半停留在我年輕時的景況，就是對上述的觀點不完全安心。甚至許多人連想到婚姻決定是他個人的「抉擇」，就充滿罪惡感。

他們會問：「難道你不應該等候神用某種無誤的方式，向你顯明祂的旨意嗎？」「花許多心力透徹思考事情，對嗎？」

在基督教文化裡，到處都有人不斷傳播有關神引導的訊息。以下三個有關神引導的問題特別普遍，這三個問題常阻

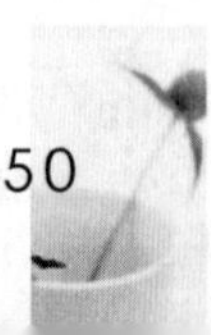

礙人做切合實際的思考，且經常使考慮結婚的人感到困惑。

該用心靈還是理智去作決定？

其中一種教導就是：婚姻的決定應該憑直覺，而非憑理智，也就是更多憑內心的感受，而不憑悟性。雖然這並非只是基督教才有的觀念，但是它總是被應用在基督教的方式上，以解釋我們如何接受神的引導。

我第一次聽到這樣的訊息是在我剛受洗沒多久，第一次參加的退修會上，傳講這訊息的是一位很令我尊敬的牧師。他說：「當你遇見神要你嫁（娶）的對象時，你直覺裡便會知道正是這個人。雖然你無法解釋你的選擇，但是一點也不會疑惑那就是神的旨意。如果盲人問你怎麼知道，你所能回答的唯一一句話便是：『我心裡知道就是（她）他。』如果你可以為這抉擇說明理由，那就可能不是神的引導了。」

好笑的是我記得很清楚，稍後在同樣的退修會上，另一位來自同一個教會，也是很令我很尊敬的牧師，他在談論同樣的話題時是怎麼說的。他沒有聽過前面那位牧師所講的訊息，他宣稱：「挑選對象要用理智，這是很重要的。你必須對你的選擇有好的理由，不加思索就作選擇的人要當心。」至少對我當時還是一個初信主的人來說，我可是完全給弄糊塗了！

我必須說明，儘管這兩位牧師的說法迥異，但他們都擁有非常幸福美滿的婚姻。毫無疑問，他們都作了美好的選擇，其中一個是透過直覺的方式，另一個是透過比較理性的方式。這顯示神創造了不同類型的人，有些人天生比較會靠直覺，另一些人比較會靠認知。

但是，我也認識許多內心十分確信是神帶領的基督徒，但是他們的婚姻不到幾年就結束了。在這類憑直覺的人當中，我想到的，就有半數的人結局是離婚。還有許多例子現在可以很清楚地看見，他們作結婚的決定太憑內在的感動，而沒有足夠的時間去衡量婚姻關係中的委身，有很多地方是需要互相協調的。

我也認識太多基督徒自認為有內在的感動，覺得是神帶領他與某人結婚，可是對方卻沒有相同的感動。如果我認為這也是一種罪的話，我自己都必須認這方面的罪。當我還年輕的時候，有一天下午，我在一個環境優雅的山區公園內禱告，腦海裡一直想起在大學團契裡偶然認識的某位年輕姊妹。我反覆想著若能與她結婚，會是什麼樣的感覺。那感覺很好。於是我便認定，神給了我一個異象，就是將來我會娶她。

我厚顏無恥地（那時我當然並不這樣認為）將這個「異象」跟她分享，她卻告訴我，神並沒有用這種方式對她說話。事實上，她表明她沒有興趣跟我談戀愛。

但是在這之後的一段時間，我依然堅信終有一天她會明白，跟我一樣了解神的旨意。沒有任何一位牧長能說服我相信這種想法有多愚蠢。我只知道神對我說過這些話。

我可以列滿整本書的例子，說明許多基督徒有過類似的經歷。有許多弟兄姊妹告訴我，他們得著異象說該與誰結婚，可是對方卻沒有經歷到這種帶領。跟我協談過的姊妹當中，就有許多人已傷透腦筋，不知道怎麼應付這種大膽妄稱已蒙神指引的人。

我也一再看到有些人，自以為他的直覺就是神的聲音，以致產生一些不幸的謬見。令人難過的是，我也曾談過幾次戀愛，都幾乎快有美好的結果；然而，其中有一兩個對象卻在等待某種程度的內在感動，而她們的這種期待卻是不合理的。

那又為什麼有些透過直覺方式找到對象的人，婚姻過得那麼幸福？有些人卻又問題重重？有一點很重要的是：要搞清楚什麼才是真正的直覺經驗。當我們經驗到內在有一股強烈的信念、一閃即逝的洞察力，或類似我在山上所經歷的內心感受，基本上這些經驗不應該被看成是屬靈的經驗，而是**心理的**經驗。我們很容易誤以為直覺就是聖靈直接說話的聲音，以為這便是神恆常引導我們，要我們採取行動的呼召。事實上，直覺只不過是對我們潛意識心態的一種窺探而已。它告訴我們，其實我們內心深處真正在想些什麼，有些什麼感受。[1]

因此，直覺非常重要，因為我們的潛意識在處理訊息方面，通常都做得比我們的意識還要好。然而，直覺到最後會變成等於進入我們心裡的訊息。神要我與某人結婚的突來之想，必定是受到我對理想對象的各種看法所影響；而新的訊息和新的解釋可能產生新的直覺。

就這個觀點而言，我們便有權力經常質疑我們的直覺。我們不應該被直覺牽著鼻子走，我們也絕對沒有權力將別人限制在這個直覺的指揮之下。惟有當我們已經在一份真摯的感情中，花了許多時間去了解對方，並且雙方都已經以合理的方式探索過結婚的可能性時，我們才可以開始相信直覺對我們說的話。通常在這個時候，內心所得的信服力，會與我們在戀愛初期所得的印象不一樣。根據專家對一千對婚姻幸福的夫婦所作的調查顯示，百分之八十的受訪者說：「他們第一次相遇時，並不會馬上感覺被對方吸引。」[2]

我的意思並不是說，在我們邁入婚姻之前，我們的內在印象必須絲毫不曾動搖。許多人的心理構造不可能分毫不差地確定未來的事。這一點我稍後再詳談。總而言之，作結婚的決定時，應該用頭腦，也要用心。神要我們盡心、盡意愛祂，所以我們必須運用神給我們的智慧去作最重大的決定（除了選擇跟隨基督之外），這是我們有權利作的決定。

我需要神特別的兆頭嗎？

固然有些基督徒太看重直覺，不過也有些基督徒認為，關於他們要和誰結婚，有必要從神獲得一個特殊的兆頭。這個想法所產生的問題，與那些藉著特殊直覺尋求婚姻所產生的問題類似。

有些已經有很好的理由可以結婚的情侶，卻因為自以為必須獲得神的特殊指示才能結婚，而終致仳離。瑞克和桑黛，已經相戀兩年多，他們告訴我，他們禱告求神在某一天以前給他們兆頭，以便讓他們繼續交往下去，否則他們就分手。我問他們，得著期待中的特殊兆頭沒有，他們說不知道。他們只是希望神用一些毫無差錯的方法告訴他們該怎麼做。

瑞克和桑黛的例子，道盡了許多求神給予特殊兆頭的基督徒共有的諷刺：事實上，他們常常不知道真正的兆頭應該是什麼樣子。這種模稜兩可的窘境，使許多「瑞克和桑黛」永無止境地等著神下達前進的命令。

這也令其他人空等一些根本不存在的兆頭。我第一次加入的那間教會，有對情侶是在歐洲旅途上邂逅的。他們從歐洲回美國之後，在教會裡不期而遇。他們把這個不尋常的巧合視為神要他們結婚的兆頭。可悲的是，他們的婚姻只維持了六個月。他們並沒有做認識彼此的功課，也沒有透徹思考彼此是否合適或是預備好要結婚。他們太快將一件不常發生的事解釋成超自然的引導了。

當然，也有些基督徒向神說明他們想要的兆頭，就像基甸在士師記第六章所運用的方法一樣。有位基督徒描寫他如何向神尋求是否跟女友結婚。他說，他寄了兩封信給兩位朋友，同時求神以這兩個朋友回信的時間來顯明祂的旨意。如果這兩個人的回信同一天寄到他家，則表示神要他娶女友；若沒有同一天收到信，則表示神不要他娶她。他並沒有讓這兩個朋友知道他在搞什麼。結果這兩封回信同一天寄到他手上，他便下結論說，神已肯定地答覆了他，於是他勇往直前去提親。

我不否認神偶爾也會接受一個認真的信徒以天真的方式祈求。但是聖經上並沒有應許，神必定會照著人這樣的要求來回應。相反的，新約中自五旬節之後，就再也沒有人用這種方式來卜知神的心意了。新約最後一次的例子是，門徒為接續猶大的人選抽籤（徒一15～26），這事發生在五旬節賜下聖靈之前。我相信此事說明了，被聖靈充滿的信徒，擁有作明智決定所需的一切內在資源。基甸式的禱告經常是人為了規避作決定的責任，而採取的變相方式。

有趣的是，五旬節過後，當超自然的引導在那些少數特別的場合中發生時，聖靈總是引導門徒去做一些單憑某個理由他們更不會去做的事。腓利受天使指引，離開信仰正在大復興的撒馬利亞而往沙漠去，就是一個例子（徒八26～40）。新約所記載的絕大多數個人決定中，人們判斷神的旨意是透過合邏輯的思考，而非透過任何不尋常的引導。無論如何，除了約瑟是聽了天使的啟示之後才娶馬利亞之外，新約中沒有任何人決定婚姻是基於超自然的引導。新約中，我們沒有找到任何一句經文，指出每個人在作婚姻的決定時，都應該求神給特別的兆頭。

那些在要不要結婚的問題上求兆頭的情侶，我給他們的忠告是：神將賜給他們一個兆頭。就是在他們建立感情的正常過程中，發現彼此很合適，並且預備好要結婚的證據。他們找到這個兆頭不是透過某種不尋常或超自然的指示，而是透過彼此的了解和運用神所賜的判斷力。聖經應許我們，跟隨基督的人就有基督的心（林前二16）。這種心，不是被動等著神的消息然後勇往直前的心，而是會思想的心。它就等於是作明智判斷的能力。

在這一點上經常出現的問題是：箴言第三章5節又作何解釋呢？這段經文說：「你要專心仰賴耶和華，不可倚靠自己的聰明。」這豈不是說，我們欠缺能力作好的決定嗎？然而，我們要記住，箴言給我們許多其他的命令，要我們運用智慧，作健全的決定。這段經文藉著告訴我們不要倚靠自己的聰明，來提醒我們切勿試圖以不信任神的引導與應許，而逕自解決自己的抉擇問題。它的重點並不在於我們不應該努力尋求最好的決定。相反的，當我們信靠基督，渴慕順從好的引導時，我們便擁有最好的根據相信神，祂正在我們作決定的過程中引導我們。

應該讓別人為我作決定嗎？

有些基督徒是透過內在的感動或特別的兆頭，來尋求神的直接引導；有些人則是非常倚重別人來告訴他們神的旨意。美國有一門很受歡迎的成人課程，教導父母（無論是不是基督徒）有權柄公佈神對其子女的婚姻抉擇。我固然沒有發現基督徒父母很快就接受了這種觀念，但是仍有一些人視此為福音。

今天更普遍的情形是有一種屬靈領導哲學認為，牧師或教會長老有權柄決定他的會友應該與誰結婚。美國有極多數的教會，包括若干很有活力的大教會，都隨從這種觀念。有些類似教會的福音機構，偶爾也抱持這種想法。

另一些基督徒則相信，有先知預言恩賜的人也許可以告訴你，神要你娶誰或嫁誰，即使這個人與你毫無瓜葛、或一點也沒有特殊的屬靈權柄、或者根本就不認識你等等。我看過一些相當悲慘的例子發生，就是因為有人自稱擁有預言的恩賜，說他知道神要某人和某人結婚。例如，一位年紀遠不及準備為終身付出承諾的高中生，只因他教會裡有一位果斷的成人堅稱他應該結婚，所以他就結婚了。另一個例子是，大一學生伊麗莎白的教會有位老姊妹對她說，神要她嫁給肯恩。事實上，她對這個男生一無所悉。那時伊麗莎白剛信主不久，她以為那位這樣用權柄說話的老姊妹，擁有深諳神旨意的能力。於是她敞開心與肯恩交往，他們開始約會，發展感情，肯恩還向她求婚。至此伊麗莎白已陷入情網，就接受了肯恩的求婚。焉知不久之後，肯恩找她解除婚約，且在一個月之內娶了別人。

當我在學生退修會上遇見伊麗莎白時，她已經大四，剛剛才從兩年的嚴重低潮中走出來。她不只承受了大部分人都難以忍受的失戀之苦，而且對預言的意義深感困惑。是伊麗莎白錯了而導致失敗的嗎？還是肯恩的錯？或者是那位說預言的老姊妹一開頭就錯了？

這類例子提醒我，清楚聖經如何教導有關個別引導的問題，對我們來說，都是相當重要的。聖經的確強調，諮商在我們作決定的過程中具有關鍵性作用。箴言屢次提及，「謀士眾多，人便得勝」。由此可見智慧是來自眾多謀士，而不是來自一個人獨斷的看法。謀士眾多可能出現許多的意見，透過他們，我們的心思便得以擴展，可以在作決定時想得更深、更遠。即使最後我的決定與眾人給我的忠告迥異，我也已經從整個協商的過程獲得益處。我終究得為自己最後的決定負責任，且盡可能作最好的判斷。聖經從未教導人必須順從任何人的指示。

然而，又有一些經文指出必須聽從人的意見，這又當如何呢？歌羅西書第三章 20 節：「你們作兒女的要凡事聽從父母，因為這是主所喜悅的。」這句經文常被用來說明作婚姻的決定時，應以父母的意見為主。但是，希臘文的「兒女」（*tekna*）一字指的是年幼的孩童，不是已成年的子女。這條誡命並非如它字面所指的，是要訓令已成年的子女繼續順從父母之命。固然尊重父母是我們必須時時刻刻謹守的誡命，但是，我們並沒有被局限在嚴苛的訓令之下，必須事事聽從父母的命令。

這一點同樣適用在屬靈領袖身上。新約聖經並未指示居領導地位的人，有權柄控制他牧會的羊群決定個人的事。新約聖經只認為屬靈領袖有極大的權柄可以指導教會的事務，並宣告教義和神的道德旨意。但是，這種權柄並未擴及牧區會眾個人的決定，諸如找工作和對象等事務上面。[3]

新約也沒有教導人，先知預言的恩賜可使他知道，神為別人的抉擇所定的旨意。基督徒作家哈柏（Michael Harper）是非常敬重先知預言恩賜的人。他指出，「指引人」並非先知預言恩賜中的一個功用，他說：

> 告訴別人應該做些什麼事的預言，應該大受懷疑。「指引人」從來就不是運用預言的功能之一。例如，儘管哥尼流蒙天使告知必須派人往彼得那裡去（徒十

5），彼得本人也分別被聖靈曉諭可以放心的與哥尼流的家人同去（徒十20），但這畢竟是少數的例外。預言恩賜的目的並不在於取代人的智慧或常識判斷的地位。常識判斷與智慧都是從神而……來的能力，而且是透過我們天然秉賦彰顯出來的。[4]

我可以很舒坦的奉勸基督徒，他們固然應該大方的接受別人給他的意見。但是，當他人所堅持的意見，超過他們所能知道神旨意的合理範圍，他們就應該臉皮厚一點，但不致無禮地不理會這些意見。我們若容讓別人以為他們可以在我們的生命中，扮演基督的角色，那對他們一點幫助也沒有。神並沒有創造能扮演基督角色的人。讓別人來替我作決定，對我也沒什麼幫助，神要我們自己負責任解決問題。明白神對我一生的旨意是**我自己的**責任，別人或許可以幫助我，但是他們仍無法取代我需要自己去慎思，並且到最後要自己作出決定。

5

我確定嗎？

最近有一位姊妹麗妲打電話給我，希望我能給她一些忠告。她今年二十四歲，已結束兩段稍有眉目的感情，這兩次經歷都令她非常失望。最後，為了避免重蹈覆轍，她向主禱告說，除非她母親確認對方正是她應該嫁的人，否則她再也不與男人約會了。她決心不要再次弄錯神的旨意。

在她下定這樣的決心之後，湯姆約她出去。她母親感覺湯姆會是麗妲絕佳的對象，於是麗妲便接受邀約。這一次她希望自己真的是找到了神所安排的對象。與湯姆相處的時間很愉悅，這樣一來，更加深了麗妲的這個盼望。然而，至今已有半年，麗妲再也沒有湯姆的音訊。

麗妲不只覺得被拒絕，且對神在這一切事情上面到底有什麼旨意，感到非常徬徨。她母親當時怎麼會那麼篤定，而湯姆卻虎頭蛇尾？她是否應該就此認定湯姆是神為她預備的對象，繼續枯等下去？

我告訴麗坦，我很尊敬她看重母親意見的作法。與父母商量，是我們作重大決定時的關鍵。但是，期待她母親明白神在此事上絲毫無誤的旨意，不啻是給她母親一個任何人都承擔不起的重擔。麗妲終究還是得衡量她母親的忠告與其他因素，自己作決定。

麗妲對我這番話並無異議，只是很挫折地回答：「那麼，我怎樣才能**確定**神的旨意呢？」如果她母親的意見不能代表神的旨意，那麼，什麼才是神的旨意呢？

在這裡，我們看見麗妲所面臨的兩難局面。麗妲以為，她可以一下子就確定神對她婚姻的安排，而不必依循一步步建立感情的程式。她以為可以透過若干外在的方法，事先發現神的旨意，而不將神的旨意看成是必須透過經驗予以辨識的。

麗妲的例子使我們看清楚，大部分渴望神直接引導的人背後的問題核心。他們渴望透過內在感動、特別兆頭或別人的宣告來明白神的旨意，這經常是基於一種想法：百分之百確知神的旨意是辦得到的事。固然許多人都不至於像麗妲那樣，以為在**開始**一段感情之前一定要先確定神的旨意。但是，許多基督徒，可能是大部分的基督徒，都以為在決定與某人結婚之前，必須絕對地確定神的旨意。

可以理解的渴望

渴望有十足的把握，這種心態是很容易理解的。即使是不太重要的承諾，我們也要確定自己已經審視過所有可能的選項，並且挑選了最好的一個。然而，我們卻可能不是很有把握地決定加入某間教會、挑選某一門大學主修科系、選定某樣工作，甚至買房子；當然，我們這種程度的投入不會捆綁我們一輩子。我們隨時可以改變這些決定，至少我們會從經驗中學到一點東西。而婚姻的決定卻沒有這樣的自由度。對以極其嚴肅的態度發過婚姻誓言的基督徒而言，婚姻更是不能反悔的。與我結識了二十七年的一位老朋友，在決定娶女友時，一直反反覆覆，他說：「我期待和她結婚期待了五十年。因為我擔心，一旦下錯決定，以後的日子可就難過了。」

我們渴望百分之百確定婚姻抉擇的正確性，也受我們對愛情的憧憬與理想化的心理範例所影響。我們自幼從文學和電影、電視中一再看到的故事都是：男女邂逅，一見鍾情，立刻認定他們已經找到真愛。所以，我們都根深蒂固地以為，男女雙方若本該結為夫妻，他們彼此的認定是立即且絕對的。

而基督教的教導，正好加深了這個印象。我們聽過太多的見證說，他們早就知道事情必然如此；我們也多次聽人說，當你遇見神為你預備的對象時，你不會再感到困惑。一再強調神掌權的傳統，也讓我們以為，一旦找著神為我們揀選的那一位，全能的神必然會讓我們完全確定。對事情無法確定，是對神大不敬，我們說，這是羞辱祂的偉大和祂引導的能力。

信心與感受

但是，我們必須弄清楚，聖經中所提到的神的應許，有哪些是我們可以確定的。聖經宣告說，凡在基督裡重生的人，都有理由可以大大地信靠祂。我們可以確定神要給我們永生，也確信只要我們與祂同行，祂就必引導我們走最美善的道路。約翰福音第十章證明，基督在我們生命中也擁有這樣獨裁但慈愛的主權，好比一個好牧人照顧他的羊群一般。約翰透過許多美麗地、詩意般地陳述，描繪耶穌不只知道什麼東西對我們最好，且有能力與決心引導我們獲得這最好的福氣。

> 「既放出自己的羊來，就在前頭走，羊也跟著他，因為認得他的聲音。羊不跟著生人，因為不認得他的聲音，必要逃跑。」（約十 4～5）

> 「我就是門；凡從我進來的，必然得救，並且出入

得草吃。盜賊來，無非要偷竊，殺害，毀壞；我來了，是要叫羊得生命，並且得的更豐盛。」（約十 9～10）

「我的羊聽我的聲音，我也認識他們，他們也跟著我。我又賜給他們永生；他們永不滅亡，誰也不能從我手裡把他們奪去。」（約十 27～28）

聖經所應許的神的引導是：當我渴慕神的旨意，且用禱告尋求，我便可以相信，他正引導我整個作決定的過程。這意味著，我最後所作的決定正是神要我作的。這個應許的範圍，當然包括大部分基督徒都必須面對的決定，就是決定是否結婚。

然而，聖經從未應許說，我們在作決定時，有必要「感覺」確定是神的引導，甚至到完全沒有疑惑的地步。這裡我們必須謹記的是：信心與感覺永遠有差距。信心是「未見之事的確據」（來十一 1）。換句話說，信心就是：儘管我們沒有足夠的證據可以證明我們的信念，我們仍舊相信某事為真；儘管仍有些疑問，我們還是決定要相信。若能百分之百確定，就不需要信心了！

實質上的確定

這意思並不是說，信心是一種未加思考、魯莽的態度。

我們委身信靠基督的救恩，將生命交付在祂手上並相信聖經絕對可靠，乃是基於確實的證據，證明神存在，且透過基督彰顯祂自己；並且基督已從死裡復活和聖經是神的啟示。然而，我們很難為上述這些宣告提出絕對的證據。我們選擇基於合理的證據，便在信心上跨一大步，即使非常合理的證據無法證實，我們也相信。有可證明的，就不需要信心了。

作婚姻決定也是同樣的道理。你應當讓彼此有充分的時間了解對方，並且敏銳地注意彼此合不合適的各種因素，這些因素可能促使你們有很健全的結合，或者難以長相廝守。然而，對大部分人而言，這個時候有必要跨出信心的一大步。我們有必要在事情還不那麼確定之際，就勇往直前和委身。

薛德（Charlie W. Shedd）以他數十年從事家庭諮商的經驗，在《如何知道你是否真的在戀愛——足以論及婚嫁》（*How to Know If You're Really in Love-Really in Love Enough for Marriage*）這本書，討論了擇偶時如何確定的問題。他刊出一位姊妹寫給他的信和他的答覆：

親愛的薛德博士：

泰瑞和我已交往了一年多，他一再向我求婚。他的確在許多方面都表現得很傑出，但是我不知道怎麼回事，總是無法作決定。有沒有什麼辦法可以使女孩子百分之百確定她的對象，而毫無疑惑？你能幫我作決定嗎？

【答覆】

但願我能幫妳。但請問，有誰能夠百分之百的確定呢？那些毫不回頭地表示他們絕對確定的人，現在恐怕要調頭躲避了吧！他們可能只靠感官不靠理智活著。因此談戀愛的目標應該是，開始時有百之分五十一的把握，然後在交往中增加為百分之七十五、八十五、九十。[1]

我喜歡薛德博士的說法。當我們繼續往前走的時候，確定的感覺便會增加。對大部分的人而言，達百分之九十的程度可能就是可以確定了。然而，大多數人根深蒂固地認為，對任何事情要求百分之百確定並非不切實際。深思熟慮型的人，可能很快注意到與薛德的結論相反的例外情況。在作婚姻決定的過程中，我們要了解，我們所認識的人只不過是異性中的少部分；而我們與可能考慮結婚的對象交往的時間，與我們期盼結婚的年日比起來，也只是一剎那而已。因此，假若我們認為可以在這麼短的時間內，轟轟烈烈地確定某個對象，而沒有任何疑慮的話，那簡直不合乎理性。

立意要下決定

天生比較傾向感性的人，也許會在一段時間之內，對他所認定的那一位有很強烈的感覺。但是，在對自己或對方有更多新的發現，或在新的環境之下，或經過幾番柔腸寸斷、輾轉反側之後，卻又改變心意。這樣的人只要回頭一下，過去他在其他事情上是怎麼深具確信的，就可以看出自己現在強烈的確信是靠不住、也不能持久的。

然而，我們還是有能力控制我們的人生。我們可以總結說：儘管我們徘徊在不確定或情緒波動中，仍有具體的證據可以證明，我們和對方可以成為美好的終身伴侶，且我們彼此的成熟度也已經到了足以論及婚嫁的地步。至於本書所論述的好消息，就是即使沒有百分之百的確據，你仍然可以逕行決定像結婚這一類重大的承諾。事實上，你不只可以這麼做，而且假如你希望突破停滯不前的慣性，這麼做更是**必要的**。要委身婚姻，就必須突破這種慣性。

我知道有些人會說，我所勸解的觀點，一點也不及新約所說的——靠聖靈得勝的生活。其實正好相反，許多時候，當我們在面臨具體但不十分確定，而有機會作決定時，這正是靠信心前進的最好機會。在這樣的基礎上，要選擇與某人結婚，我便會將自己交在基督的手中，信任祂的偉大足以包容我的錯誤；或者即使我犯了錯，祂也會找出一條路重新引導我。

我們經常可以看見，那些完全倚靠感覺行事的人，在屬靈生活上卻是不能得勝的。許多感情穩固的男女，本來會擁有最美滿的婚姻，但他們卻仍在等待那一份簡直不可期待的確定感；而其他像麗妲的人，卻因為確信神已經給了他們清楚的啟示，應該與誰在一起，而陷入很不健康的困境中。我所見過的悲慘例子中，有些人是非常樂天派的，他們的情緒很容易大起大落，在結婚的決定上出爾反爾。我協談過的一位姊妹就曾反反覆覆六次解除婚約，又重新恢復婚約。儘管她是個絕頂聰明的女人，年紀才三十出頭，在醫學專業領域擔任具有挑戰性的工作；但是，在婚姻決定上，她卻讓毫無理性可言的不確定感牽著鼻子走，而不是憑她自己良好的判斷。

面對你的模稜兩可

如果你發現，自己長期以來一直陷入情緒極端起伏中，以致很難決定婚姻承諾的話，專業的輔導也許可以幫助你。有這樣的情緒起伏很可能表示，你對婚姻承諾本身具有恐懼感。透過專業的輔導員，我們可以找出這種恐懼感的背後到底有什麼原因。我們也許會發現，可能與我們孩提時代，沒有得著始終如一的愛的經驗有關，以致我們日後對任何猛稱愛我們的人，都避之唯恐不及。這樣的發現固然令人心痛，但是處理實際事務，遠比處理這些連我們自己都不了解的情緒波動要容易得多。有了正確的幫助，我們便可以適當地處理過去不好的經驗，使我們能站在更好的立足點上，有自信地作眼前的抉擇。

但是，我們同時還得處理對神的引導的看法。如果我們非常看重一個假設，就是在採取重大步驟之前，我們必須要有百分之百的把握，那麼，我們就需要修正那個信念。基督徒的一生不是充滿幻想的經歷，不要以為生活的每一個步調，經常都有神的指令顯示在霓虹燈上面，或者是透過不變的神祕印象引導我們。

相反的，聖經描繪基督徒所經歷的是一場信心的冒險之旅，我們從來不知道前面的路將如何，了不起只知道眼前的下一步而已。我們常常只有足夠的亮光知道下一步該怎麼走，但是我們有必要走這一步，目的是為了要看清楚下一步該怎麼走。固然我們很有信心，相信神必引導、保護；但是，神卻經常把我們擺在一個位置，從人的角度去看，是必須採取一些看似有點冒險的步驟。這些步驟正好促使我們更加完全地信靠基督，因為祂知道我們的未來，並且會繼續引導我們前面的道路。通過這個經歷以後，儘管我們的生命中仍常有挑戰，我們也不再感到厭倦了。

作婚姻決定與這樣的信心冒險之旅，並沒有兩樣。事實上，婚姻方面的決定往往是人一輩子當中，經歷憑信心前進的最好機會。

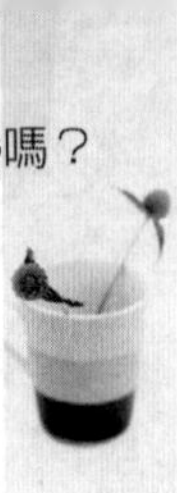

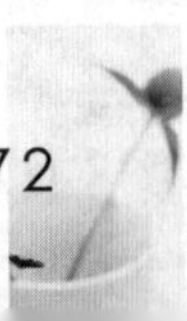

PART 3

結婚評量表

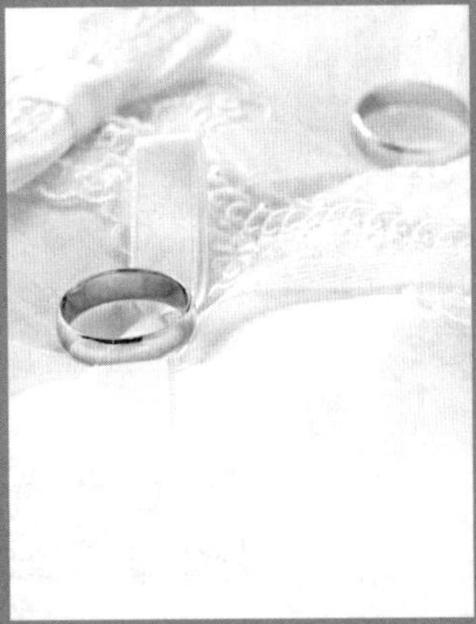

6

你對他有很深的愛憐嗎？

「潔美，妳真的是個很好的女孩子，也很吸引人。將來誰娶了妳，絕對是三生有幸。可是我卻不是這個幸運的男人。我只覺得，我們並不適合結婚。」

哈洛德一再反覆練習他想要說的這些話，好讓他可以堅定地宣布這個可怕的消息，這是他覺得必須要說的。其實，他是寧願讓他和潔美的關係永無止境地耗下去的。但是他知道，讓潔美死守一段也許沒有結果的感情，是不公平的事。他有必要給她一個清楚的答案，好讓她可以繼續走她自己的人生道路。

哈洛德（二十五歲）和潔美（二十六歲）在兩年多的交往當中，談了很多，也經常論及婚嫁。但是當潔美肯定他們會結婚已經好一陣子了，哈洛德卻仍然迷惘，不確定他對她的感情是否強烈到想要結婚。

哈洛德知道自己非常在乎潔美，他們的友情一直是他獲取堅強力量和鼓勵的泉源。事實上，他一直非常驚訝於他們有那麼多的地方相配，也有那麼多共同的興趣。雖然在外表上，一開始潔美並不很吸引他，但是他們的感情就這樣發展起來，且似乎不斷增長。

但是，哈洛德也知道，其他女孩子比潔美更能激起他肉體的情慾和羅曼蒂克的感覺。過去已經有不少女孩子吸引他，讓他冷落了潔美；而且潔美在某些方面也不如他的理想。她不大會運動，也不像哈洛德理想中那種具有雄心壯志型的對象。因此，哈洛德的結論認為，他們可以結婚的證據還不夠強，惟一合理的下一步就是對潔美說實話，然後分手。

但是，當他快要說出這些心裡的話時，他又充滿懊悔，覺得不應該令她這麼失望。他明白自己多麼希望讓潔美感到快樂。當他仔細沉思，想著透過婚姻帶給潔美喜樂的生活時，他自己也感到莫大的快樂。因此，要面對分手簡直是晴天霹靂。

他同時也殷切期望潔美能有所成就。他一想像潔美拿到碩士學位，並且找到她夢寐以求的研究工作時，就感到非常興奮。他很陶醉於想像如何讓他們互相扶持的關係，幫助潔美獲得一些成就。

哈洛德非常聰明，在作最後決定之前，他去找非常了解他，也非常了解潔美的牧師協談。他花了將近一個小時，說完他與潔美的關係以及他對婚姻的困惑之後，下結論說：「比爾牧師，我真的很想找出一個對潔美而言最好的結果。我渴望讓她快樂，但是我覺得只是為了同情而結婚，是錯誤的事。」

比爾牧師立刻回答說：「我同意你的看法，哈洛德。以同情為基礎的婚姻將會釀成大災難。但是，你對我描述你對潔美的感情，並不是同情而是愛憐，以愛憐為基礎的婚姻將會很幸福。」

哈洛德問：「這兩者有什麼差別？」

比爾牧師回答：「同情只是替某個人感到難過。愛憐卻更積極、更有動力。你會渴望對方快樂、成功，經歷神最好的祝福。」

停了一段很長的時間之後，比爾牧師溫和但堅定地告訴哈洛德：「我有個消息要告訴你，你正愛著潔美。如果你拋棄她，你會發瘋。」

確認感情

如果我說，有些人總得由別人提醒他（或她）已經陷入情網了，你也許會覺得這是很奇怪的事。這又不禁令人想起一般人普遍會有的想法，以為當男女之間迸發真情時，就會有勢不可擋的激動澎湃感受，好似萬一失去對方，就會像犀牛困在淺水池內一樣痛苦。然而，像哈洛德的例子經常可見。我們很容易忽略婚姻關係的愛所包含的微妙特質，尤其是當我們像哈洛德一樣，對夫妻之愛的看法有所偏差的時候，更容易疏忽。

許多人跟哈洛德一樣，早已設定他們期待的標準，以致當他們真正經驗到男女真愛時，很慢才能認定這一份健康的愛情。有一些人則是落入另一種想法，以為互相吸引對方的熱戀，才是婚姻美滿的基礎。

那麼，夫婦之愛的本質到底是什麼呢？比爾牧師是對的，愛憐是夫婦之愛的基礎。雖然婚姻關係需要的不只是愛憐（友情以及性的吸引力也是很重要的），然而愛憐卻是婚姻關係的核心。

有許多種感覺可以吸引你、牽絆你對某位異性付出。當這份愛情真的是來自神的時候，愛憐會是這些感覺中最首要的。你會覺得對方的傷害和憂慮就像是自己的，你渴望看見神最好的祝福能在對方的生命中實現。

令人目眩耳迷的戀愛激情，經常毫不關乎愛憐之情。那種激情只是源自於性的吸引力，或是起因於愛慕對方令你著迷的一些氣質、內涵。當有一個人能填補你生命的空虛時，他也能夠使你對他產生激情。當你知道有個人完全接納你，把你當成寶貝一樣時，這份滿足感也會使你對他產生激情。

康威（Jim Conway）牧師簡單的形容說，如果某個人對你表示「我愛你」，他真正的意思可能只是：「你符合我的需求，令我感到快樂。」[1]

不要誤解我此處的意思。當神讓你與某人有婚姻特質的那種愛時，你絕對可以預期，對方會符合你的需求，這是使你能融入對方生活的一種很重要的感受。使徒保羅也在哥林多前書第七章提到，除非你需要婚姻的益處，否則你應該守獨身。

而相對的，當神在你心裡醞釀出一份愛情時，你心裡也會充滿一種深切且驚人的渴望，想去符合對方的需求。我和內人艾薇開始交往之初，就明白我對她抱有強烈的愛憐之情，超過對其他的異性對象。這一點就歸結成神要我們結婚的關鍵因素，而且也是我們二十七年幸福婚姻生活的重要因素。要我擁有那樣無私的愛憐之情並不容易，除非是來自神的幫助。

估量你的愛憐之情

如果你已有合意的對象且正考慮結婚，我建議你做一個測驗。就是想像你正要嫁（娶）的人遇到困難挫折，諸如：應徵極喜愛的工作時被拒絕、遭解雇，或在學校進行的研究計畫失敗，或發生將打擊他（她）自尊的事。當你想到這些事時，是否也心有戚戚焉？還是暗自高興，覺得鬆了一口氣？

當你對別人的感情是基於他們能給你什麼時，你可能在他們受挫時，內心卻沾沾自喜（雖然表面上你會裝出一副悲傷的樣子），因為你心裡明白，遭遇不幸將使他們更加依賴你（這使你很有安全感）。同時，你會對他們的成就感到受威脅。此外，如果他們除了你以外，還有其他感情深厚的友誼，你也許會感到非常不安。

當你的愛憐之情很強烈時，你會發現自己很自然地渴望對方擁有最好的東西。想到對方的成功時，也不致有威脅感，事實上，你會為他高興。哥林多前書第十三章和以弗所書第五章 21 至 33 節的要求，對你來說不是責任，而是很自然就能實踐的指導方針。但這並不表示，你就不會有吃醋或害怕失去對方的時候。人都是不完美的，人性的弱點正侵擾著每一種人際關係。但從整體而言，你願意對方發揮恩賜、擁有成功的經驗，甚至擁有除了你以外的特殊友誼，也仍感到很舒坦；而且，當對方遭受失望困苦時，你也會心有同感。

聖經中的愛憐

儘管聖經中提到求婚或訂婚階段的情侶例子很少，但是仍有兩處聖經故事，描繪出充滿愛憐之情的圖畫，令人印象深刻。我們可以從耶穌在地上的父親約瑟對待馬利亞的情形，明顯看出他的愛憐之情。雖然聖經很少描述這位深具魅力的人物，但是我們從聖經記載中，可以看出他對未婚妻的愛堪為表率。

婚前，當約瑟發現馬利亞懷孕了，就想要暗暗的休了她（太一19）。這時約瑟並不知道馬利亞是從聖靈懷孕，他以為馬利亞與別人亂來。令人驚訝的是，約瑟並沒有明明地羞辱她的不貞。他絕對有權利這麼做，為了保住面子，你可以預料他會這麼做。但是，約瑟卻選擇以最不會羞辱到馬利亞的方法與她解除婚約。即使在面對這樣離經叛道的困境時，他仍舊對馬利亞顯出極深的愛憐之情。

我想正因為約瑟擁有這樣寬大的胸襟，所以神才信任他，將馬利亞賜給他為妻，給他作主耶穌地上父親的特權。

另一個令人印象深刻的愛憐例子，是波阿斯對待路得之道（得三～四）。當波阿斯半夜醒來，發現路得躺在他床尾，他大可利用這個令人怦然心動的機會，趁虛而入佔路得的便宜。但是，他卻抗拒這樣的欲望，不那麼做。且儘管他後來決定娶她，顯示他非常盼望她成為他的妻子，他卻仍舊允讓另一位至近的親屬，先決定是否履行娶她的權利。波阿斯在在顯現仁慈與公平。

在我看來，相當有趣的是：約瑟和波阿斯，都願意選擇分手的痛苦結局。這經常是有愛憐之情的一方，在知悉那樣做將會對對方最有益處的情況下，所做出的反應。若一味堅持無論任何代價，對方都必須始終跟定你的那種愛情，都是不健康且濫情的。

有一點很重要，有時我們會以為自己想要結束這段感情，表示彼此間的愛還不到足以結婚的地步。但諷刺的是，想分手卻可能意味著，自己對對方的愛憐之情，其實已經強烈到足以表示結婚是合理的。這便是比爾牧師相信哈洛德正深愛著潔美的原因之一，也是我在不同的場合，鼓勵考慮分手的弟兄姊妹，再仔細審視彼此關係的理由。

我的意思當然不是指那些想分手的人，都可能真的有婚姻之愛存在，何況很多時候是根本沒有的。有時愛情會表現出一種似非而是的情形，而且比人所能了解的更加深奧。

分辨清楚

如果你發現你正像哈洛德一樣，不知如何定義你對正在交往的對象所懷的感情，尤其是如果這段情已有多年，我建議你找個夠資格的人詳談，像是婚姻持久、健全，並值得你信賴的弟兄姊妹或牧師。我覺得我能在這方面協助他人是莫大的恩典，我知道大部分的牧師也有同感，所以你不必躊躇或不敢找牧師談這類問題。

如果你明白你對考慮結婚的對象，並沒有真正的愛憐之情，這可能意味著兩件事：若不是神尚未叫你與此人結婚，便是你需要更多的時間，培養對他（她）的愛憐之情。無論是哪一種情況，都顯示此刻你還不適合與對方結婚。[2]

另一方面，如果你的愛憐極深，你要知道，這表明了一件很重要的事：這愛是從神而來，是高品質的愛，可以使你建立健康的婚姻。無論你對對方的感情多麼平淡無奇，你都將經歷強而有力的婚姻之愛。即使你並不覺得迷眩、瘋狂地熱戀著對方，只要你真的在乎他（或她），你便擁有一份令人悸動的婚姻所必備的基本要素。

雙向道

我必須加一句：對方對你也有愛憐之情同樣很重要。最捨己、最有基督精神的表現，似乎是：即使對方並不愛你，仍執意去嫁（娶）一個你深深愛憐的人。這個主張也許聽起來冠冕堂皇，但是我敢向你保證，這不是神為你安排的旨意。

神所設立的理想婚姻是：夫妻兩人互相愛憐與滿足。然而，我們可以爭論說，夫妻在其他方面也應該彼此分享；因為，事實上你在婚姻關係上能否不吝付出，至少有部分原因在於你從對方得到多少滿足。這是神創造我們成為人的道理，我們無法逃避這個事實。每樁健康的婚姻都有施與受的關係；如果你這邊只有不斷付出而沒有收穫，終有一天會榨乾你的愛心。你大可不必在婚姻中充當對方的救主，神並沒有呼召你扮演這樣的角色。

同時要了解，允許對方一輩子只享受你愛憐的益處，卻從不期待回報，對他一點幫助也沒有。神渴望這個人也能長大，成為有愛憐、負責任的人。如果對方對你的愛憐遠少於你對他的，那他可能在這一點上停滯，無法接受挑戰，成為一個更有愛心的人。不要期待你的影響力（或婚姻本身）將可改變對方，你所能做的最有愛心的事就是：不要與這個人結婚。

但是，如果彼此對對方的愛憐之情都很強烈的話，歡呼吧！如果你們在本書接下來要談的其他部分也相配的話，你們便是擁有可以邁向地毯另一端的健全基礎。

7

你們是好朋友嗎？

在考慮結婚時，有一個最基本的原則可能令人困惑，那就是：你們是否擁有堅固的友誼基礎？你們兩人的共處和關係是否歷久彌新，十分享受？

這並不是說，單是友誼即可確保婚姻美滿。有些友誼的基礎，很可能不是建立在彼此激勵和促進你與基督的關係上面的。不必查閱聖經，你就可以發現，許多例子都是將彼此導向危險之路。

當友誼中含有愛憐與成熟的靈命時，你們便擁有堅固的婚姻基礎。雖然有了愛憐，但人很容易在尋求戲劇性的浪漫愛情時，忽略了友誼的重要性，因友誼在婚姻中看起來太不顯眼了。好萊塢的電影一直讓人以為，浪漫愛情與友誼截然不同，普通友誼也絕不可能像愛情那樣浪漫。

想像我們經常看到的情節：兩個互懷敵意的男女，有一天突然發現自己無法理解地深受對方吸引。於是，兩人爆發強烈、激盪的熱情，且從此過著幸福快樂的日子。這正應驗了一句話：「愛與恨乃同樣的感情，只是名稱不同。」

這種情節固然具有很高的娛樂價值，以及無止境吸引我們的冒險精神，但它卻會為婚姻帶來災難。若以為浪漫可以克服一切不相配的問題，那就太天真了。事實上，婚姻每日的需求是，除非兩人在浪漫之外，仍在許多方面能享受彼此共處的關係，否則這個婚姻不會持久。

另一方面，友誼如果夠深的話，這會是個鞏固的基礎，讓浪漫的愛情成長、茁壯，即使在壓力最沉重的家庭生活中，友誼也會助長浪漫。我敢相信，如果你仔細去觀察任何一樁令人印象深刻的美滿婚姻，並找他們夫婦聊一聊，你必定會發現，他們之間的基礎是建立在深厚、持久的友誼關係上，他們的友誼甚至比婚姻更持久。研究者羅勃（Robert）和珍妮特（Jeanette）在他們合著的《至死不分離》（*Till Death Do Us Part*）一書中即指出，「成功幸福的夫妻都視配偶為他們的朋友，即使未能與對方結成連理，對方也仍舊是他們想結交的朋友。」[1]

我認識許多婚姻美滿的夫婦，他們一開始也是先作普通朋友，並未預期會迸發浪漫的愛情。其中有幾對還是花了一段相當長的時間，才由普通朋友轉為情侶的。關鍵在於許多人都以為典型的婚姻之愛，都是由一見鍾情而來的，這種想法可能阻礙你讓友情有更多發展的機會。許多人在尋求某些浪漫的愛情理想時，從未明瞭他們已經擁有的友誼中，存在著一股潛在的力量，能夠發展成浪漫的愛情。

當然，積極的一面是：現在你所擁有的友情，可能已蘊藏著美滿婚姻必備的種子，即使你們兩個人都沒有注意到。記不記得我們在第二章提過的：一千位婚姻美滿的受訪者中，有百分之八十承認，他們與配偶並非初識時便一見鍾情。這證明一見鍾情對真誠的、深具動力的婚姻之愛而言，顯然只是例外，不是常規。

年復一年，我愈加察覺真誠、持久的友誼並不多見。年輕的時候，我總以為友誼是理所當然的事。現在我得尷尬地承認，年輕時看來非常情意深長的友誼，如今多半已經凋零。那些至今尚存的友誼，對我而言有如貴重的珠寶。如果你有一位感情深厚、值得信賴的異性朋友，你可以把這份友誼當成是額外的禮物，它可能是，也可能不是你婚姻的基礎。但是，也不要因為你們還沒迸發浪漫的火花，就太快否認結合的可能性。

百基拉與亞居拉

令人驚訝的是，聖經對夫婦關係的描繪，大部分都是負面的。當你想從經文中找出夫婦雙方都有互相幫助的關係時，你會發現這種例子相當稀少。顯然新約中的夫婦亞居拉和百基拉是五旬節之後，惟一最具正面關係的一對，在若干提及他們的經文中，最顯而易見的莫過於他們之間的友情。

他們的友情可延伸到許多方面，例如，他們在一起做製造帳棚的生意（徒十八 3）。我懷疑還有什麼事比能夠一起做生意，更足以考驗友情的。光是整天膩在一起，便足以奪走任何人際關係的新鮮感，遑論老我可能的衝突、對對方自戀傾向的厭惡、對財務管理的意見分歧和經常可見的厭煩感。然而，亞居拉和百基拉的友情即使在這樣有挑戰性的環境中，也經得起考驗；甚至連保羅也受吸引，而與他們結為好友，變成工作夥伴。同時，他們夫妻的融洽使他們能敞開心，接納像亞波羅（徒十八 24～28）和提摩太（提後四 19）那樣不同性格的人。

我們還知道他們經常四處奔走，在許多地區落腳。聖經中只有六節經文提到亞居拉和百基拉，從這些經文中，可以看出他們曾經到過羅馬、哥林多、敘利亞和以弗所（徒十八 1～3、18、24～28；羅十六 3～5）。當保羅想離開哥林多，前往敘利亞時，他們夫婦便整裝與保羅同行。如果你想像得出當時長途跋涉有多艱辛，就不難想像他們是在從事令人沒齒難忘的探險。但是，他們似乎樂於共同面對挑戰，越大的挑戰越好。

特別有趣的是，他們在家裡建立教會，可見他們不只一起做生意，也一起肩負牧養弟兄姊妹的責任，並且一起研經，在知識上長進，一起從事意義重大的勸勉服事。以致第一世紀的葛理翰（Billy Graham）——亞波羅，都深受他們建設性的批評所影響（徒十八 24～28）。

我發現最有趣的是，在提及他們的六節經文中，有四節先提到太太百基拉的名字（徒十八 18、26；羅十六 3～4；提後四 19）。這顯示百基拉比她先生更常公開露面，且可能被認為是比先生更有恩賜的姊妹。這也告訴我們，亞居拉並未因為百基拉大大發揮恩賜、鋒芒畢露而備受威脅，他甚至可能非常鼓勵她培養、發揮她的恩賜。他必定是個令人難以置信、支援太太的好丈夫，尤其是在第一世紀那樣貶低婦女的時代。也許更難能可貴的是，這顯示他們的友情非常深厚，而且亞居拉對百基拉懷有深切的愛情。

儘管，新約聖經絲毫未提及他們之間的愛情，但是，我們可以猜想得到，他們的關係必定有浪漫的愛情。無論他們是否浪漫地愛戀著對方，有一件事情很清楚：他們彼此喜歡對方。但我也不認為，我們能夠僅依新約教會中一個正面的婚姻例子，就過分強調看重友誼的成分。

評估你們的友情

然而這對你自己的感情而言，意味著什麼呢？要判斷友情是相當容易的事，當你與某人建立起友誼關係時，你會本能地知道，不需要任何人給你計算公式才算得出來。然而，要評估你們的友情，是否已含有美滿婚姻必備的素質時，則是更具有挑戰性的事。茲提供若干評估的準則：

一、你們有沒有許多共同的興趣？友誼的建立，必然是因為彼此在某一方面有共同的喜好。例如，你可能在戲劇社深深受某人吸引，因為你們都同樣喜歡演戲。但是，那樣的吸引力如果枯竭了，或變得不切實際，你們是否還有其他方面足以保持堅固的友誼，以及不斷增長情誼的喜好呢？我的意思並不是說，你們必須所有的興趣都相同；你們各自擁有自己的喜好，也是很重要的事。但是，除非你們至少擁有幾項共同的興趣，否則還不要考慮結婚。

二、你支持對方發展生涯的意願如何？你是否發現鼓勵對方發展、運用他所擁有的恩賜（甚至是你沒有的恩賜），是一件很自然的事？對方是否也認為如此鼓勵你是很自然的事？我提這件事絕非偶然的。我不是在問：「你願不願意這麼做？」而是問：「你是否發現這麼做很自然？」友誼最美的其中一點就是兩人互相激勵對方盡力發揮所長，協助對方擁有最好的發展機會。這是婚姻關係中最主要的動力。

三、你能舒坦地接受對方的為人及弱點的程度如何？如果你認為，「我的（男）女朋友並沒有讓我覺得厭煩的重大毛病或自私自戀傾向」，那你對對方的認識顯然還不到足以結婚的地步！在婚姻親密的關係中，雙方對彼此的了解程度，絕對足以發現對方並非巴黎的聖者塑像；事實上，彼此都有令人不敢恭維的性情。然而，互為好友的人總覺得，饒恕對方許多冒犯之處是很自然的事。像忘了打電話、遲到、未經大腦的評語等，儘管令人生氣，卻不會成為對方長久積怨的原因。朋友之間會本能地明白，友誼關係中的這些小事瑕不掩瑜，不值得強調負面的事，以致掩蓋了其他正面的事。

但是，你一定常常聽說，婚姻絕不可能改變對方令你討厭的那些事。如果你發現對方有一些性情是你無法忍受的，你就應該清楚地考慮不跟他（她）結婚。另一方面，如果你能坦然地接納對方最不堪的毛病，甚至覺得這些毛病有時很好笑，那麼，你便是擁有友誼中最值得珍惜的一項品質了。

四、你們在一起的時候，時常開懷大笑嗎？你們的關係中有輕鬆愉快的一面嗎？你們是否都能夠忍受對方沒有惡意的嘲弄？

這個星期我才遇到一位婚姻破裂的女士，她告訴我，她的婚姻中覺得最困難的事，便是她先生沒有幽默感，他無法自嘲。

高登（Dr. Gordon）在他頗具先見之作《為何愛並不夠》（*Love is not Enough*）一書中忠告說：「如果你實在沒有辦法建立幽默感，我勸你不要計畫成家；因為當人有了小孩之後，笑聲即成了不可或缺的生活要素。」[2] 我認為，夫妻之間的關係也缺少不了笑。幽默感固然不是健全婚姻中最重要的要素，但是它並不是一點也不重要。與高登之論相較，我認為幽默感比性吸引力更重要。[3]

五、你們是否能在基督裡彼此建造？誠如聖經所示，有許多友情是很健康的，也有許多是不健康的。最重要的是，你們能否在基督裡彼此建造，鼓舞彼此在靈命上有所長進？（我們將在第十一章詳論此問題。）你們可不可能享受共盡婚姻責任之樂？想像一下，你們在家庭生活中必須一起做的一些事情，諸如：養育子女、持家、做不完的家事等。這些任務是否令你們兩人做起來很愉快，或只是為了獲取魚水之歡而不得不忍受的例行公事？誠實地想一想，因為你們一生相處的年日，有百分之九十五以上會花費在家庭責任上，而不是浪漫的親密關係上。這些庶務不一定都是顯赫耀眼的任務，因此，你們至少應該都有同樣的願望，願意一生共同分擔責任。

六、在你們的友情中，肉體方面扮演著怎樣的角色？你當然可以與某個異性締結深長的友誼，而不涉及肉體方面的吸引力。然而，在可能邁向婚姻的關係中，你自然而然會關切性慾方面的潛在影響力。關於此點，以下幾件事必須謹記在心：

☑即使友情發展之初，彼此並無肉體上的吸引力，但是它也可能後來才逐漸浮現。因此，如果在你們關係中的其他方面都很不錯，且彼此間至少還可能有肉體的吸引力，那麼就應該互相給對方一段合理的時間，去發展這方面的吸引力。要知道，其實大部分的人，在邁入真正健康的肉體關係之前，都會經歷漫無計畫、非理性的理想階段。

☑肉體關係並不如一般人所以為的那樣，是婚姻的萬靈丹。高登在論述考慮結婚的一些理由時，聰明地指出：「坦白說，光只是為了性，並不值得人結婚。」[4]不要忘了，你在婚姻中的大部分時間，都將花在性以外的其他事情上面。如果你所關切、所花費的心力都在肉體關係上，那麼你們其他方面的關係，可能還不夠深入到足以論及婚嫁的地步。

☑你們對對方肉體吸引力的感受程度，不一定得強烈到如你所想的那樣，才足以構成美滿婚姻的基礎（這一點非常重要，我們將留待第九章再仔細探討）。

七、當心自己有非理性的理想。小心！不要對友誼抱有不切實際的期望。牧師作家李查（Larry Richards）曾提及他所認識的一個女子，因為覺得她的婚姻只有「百分之九十美好」，而與丈夫離婚。對她而言，任何事情若不十全十美都令她無法接受；所以她丟棄只有百分之九十美好的婚姻，去尋求一份百分之百的婚姻。[5]她這種態度不只太過天真，而且是可悲地自毀前程。對大多數人而言，如果想要找到一樁滿意的婚姻，就必須先修正自己對每一件事情的過高期望。

尤其要小心的是，不要拿現在交往的這段情，與你舊有的感情相比。人難免會有這類比較的心理（任何具有價值批判的思考都不免涉及比較），然而，這樣的結論很容易造成誤導。你很可能發現過去那段情比現在這段情更來電、更有動力。我們都太容易過度渲染舊有或幻想中的愛情之美，而忽略現在所擁有的愛情。請正視現在這段情，如果這份情通得過我所列舉的各項考驗，如果你們對彼此的愛憐很強烈，則你很可能已擁有婚姻的絕佳基礎。

友情是神所賜的特別禮物，也是他恩准我們在生命中最大的享受之一。在婚姻中，友情不只是一種享受，且是使我們能在各方面滿足、多結果子的基本要素。在你衡量是否結婚時，請將友情列入重要的考量點之一。

美滿婚姻的最大祕訣，確實在於嫁（娶）一位知心的朋友。

8

你們都預備好可以結婚了嗎？

我進神學院的第一年，養成一個壞習慣，上課經常遲到幾分鐘。有一天，教授把我叫到辦公室，很不客氣地告訴我，他很受不了我這種行徑。他甚至懷疑我到底想不想結婚，他說：「如果你想結婚，最好學會準時。因為你太太終會受不了與一個時間管理極差的人相處。」

在這之前，我的確從未想過這個問題，我仍舊天真地編織自己的婚姻美夢，且以為愛和基督徒的身分足以解決一切的問題。現在看來，那位教授的話真是對極了，因為夫妻兩人在婚姻生活中相處的能力，是受到他們之間的成熟度與生活模式所影響。在你考量彼此是否合適結婚時，最重要的是謹慎地觀察你們兩人預備好可以結婚的程度。

判斷你們是否已預備好可以結婚

你要好好考慮下列重要因素。

一、價值觀的問題。你們是否都接受聖經的教導，認同婚姻是一生一世的事？社會上有許多人視婚姻為一種實驗性的選擇（即「假如試驗結果失敗，我便一走了之」），人有時很難避免受這種思想所影響。如果你們兩人之中，有一人稍微有這種念頭，那就不要結婚。

你們彼此對維繫婚姻關係的重視程度如何？夫妻雙方都有強烈需求，想要成為長久婚姻關係中的一員嗎？這是非常重要的問題。樂見婚姻成功應該是每個人引以為傲的大事，如果你們兩人任何一方根本不在乎這件事，如果婚姻破裂對你不致造成大災難，那麼你對這樁終身大事的動機，還不夠強烈到該結婚的地步。

重要的是，你們不只應該審視彼此的價值觀有哪些，而且應該注意為什麼你們會看重這些價值。我們擁有某些價值觀僅僅是因為承自父母、受基督教文化的薰陶、為了使別人接納你、或只因為相信這些價值觀是「正確」的。神賜下生活準則給人，是因為祂比人更了解哪些東西將對我們終生有益。但是，除非我們對神有完全的信服，我們才可能樂意地遵行這些準則，不偏行己路；否則，即使面臨危急，這些準則也無法發揮效用。

我們早已屢見不鮮，看見那些滿口仁義道德，向別人勸誡婚姻必須忠貞的人，一旦遇上試探，便理直氣壯地毀掉自己的婚姻。當你思索此事背後的真相時，你通常會發現，這些人先前所抱持的價值觀，根本未曾加以思索過，他們並不真正明白為什麼這些價值觀有必要持守。

二、家族歷史。雖然我們並非注定會繼承父母的生活模式，但是他們確實在我們的經驗中形成某種不知不覺的影響模式。如果你們雙方父母的婚姻都美滿，你們婚姻成功的機率自然會大為提高；如果其中一方的父母離婚、分居或婚姻不幸福，則一旦你們的婚姻出現某些緊張情況時，你們很可能比一般人更容易走上離婚、分居或不幸福的結局。如果你們任何一人是婚姻不美滿的人所生下的小孩，那麼，他就有必要了解導致父母婚姻出現問題的因素何在；最重要的是，你自己必須非常了解，並決心避免重蹈覆轍。找輔導協談，在此往往是有益的。

三、個人的委身記錄。你們兩人各自在其他生活層面——諸如：工作、投入某些計畫、以往的友誼和人際關係上，保持委身的成功率如何？這方面的證據是否真的足以證明，你有足夠的成熟度，可以維繫像婚姻那樣長久的委身關係？

四、結婚年齡的問題。這個問題固然具有些主觀性，但是，如果你們雙方結婚年齡都在二十歲以上，則婚姻的成功率高。有一項研究顯示，在美國，二十一歲以前就結婚的人，離婚率比全美平均離婚率高六倍。[1] 在我寫作的那個小型社區裡，在高中年齡就結婚的夫妻中，每十五對就有十三對離婚。如果你們其中一方是十幾歲，那麼我極力建議你（雖然我知道這是困難的），等到雙方年紀都過了二十一歲以後，再論及婚嫁。

五、你們各自過獨立生活的經驗有多少？這個問題比結婚年齡更重要。在尚未離開父母獨立生活之前便結婚，是相當不智的事。「因此，人要離開父母，與妻子連合，二人成為一體。」（創二 24）如果你現在仍感覺不得不與父母同住，那你顯然還沒預備好可以結婚。只有一種情況例外，就是你決定照料病弱的父母或親戚（這是成熟、自由的抉擇），而你和你的伴侶也都同意這麼做。雖然這經常給年輕的夫婦帶來某些緊張壓力，但是它仍可能是行得通的方式。不過，你們其中任何一人若是為了安全的理由，或為了害怕讓父母失望，而覺得有責任與父母同住，則你顯然尚未擁有充分自主的生命足以邁入婚姻。

當然，離開父母的意思不只是指身體上的離開；你可能與家人相隔五千哩遠，卻仍深受他們對你的期待所控制。聖經固然命令我們要敬重父母，但是我們之所以被稱為成人，就是要能自由地管理我們自己的生命，以便我們可以自由地把生命奉獻給神。如果你發現要向父母說「不」很困難，或者甚至當父母的期望與你自己比較好的判斷相違背時，你的主見就很容易動搖的話，那你還沒有充分自主的生命，你還不適合結婚。我衷心推薦哈爾本（Harold Halpern）絕佳的著作《斷開束縛：成人與父母達成協定指南》（*Cutting Loose: An Adult Guide for Coming to Terms with Parents*）。[2] 請透徹地閱讀這本書，仔細思考作者所提的要點，並且在進一步考慮結婚之前，適當地按照他建議的步驟，健康（且有禮貌）地離開自己的父母獨立過活。[3]

六、你們是時間的好管家嗎？我的教授說得對，善於管理時間是促使婚姻發揮有效功能的關鍵。沒有人能永遠保持準時，總有因為發生緊急事情而遲到的時候；也沒有人能十全十美地管理好時間。但是，假如你們兩人之中有一個人老是遲到、說話不算數，或者不能因為先前的約定，而勇敢地婉拒後來的邀約，那麼，他便是在時間管理上有嚴重問題的人。這樣的人不只難以保住工作，也無法在婚姻中成為做事有效率的良伴。

幸好，時間管理是個有藥可救的毛病（我就是個很好的例子）。只要稍加努力，我們每個人都可以變得更有紀律，更能掌握時間的運用；接觸有關時間管理的書籍或講習會，將有所幫助。但是，如果你們兩個人的時間管理都很糟糕的話，就不要在此時結婚。先把這個問題解決掉再說。然後給自己和對方半年的觀察期，證明你們已經真的改掉這個壞習慣了。

不要愚昧地以為，婚姻將解決時間管理問題。結了婚只有使這個毛病更加惡化。與一般人的幻想正好相反，婚姻不會賦予我們戰勝時間管理的神奇能力。朝夕相處的婚姻現實，是在時間內度過的；因此，適當的時間管理是健康婚姻的基本要素。

七、你們是金錢的好管家嗎？我此處所問的問題，並非你們同意彼此的生活水準應該多高（這個問題將留待第十三章詳論），現在我是在問：你量入為出的本領有多好？沒有任何人能十全十美地管理錢財。但是，假如你們當中有一方經常入不敷出，或無法償清帳單、持守財務上的承諾，則你們可能尚未預備好應付婚姻中更重的財務負擔。

我對這一點的要求比其他各點寬鬆，因為每樁婚姻分擔財務責任的情況不盡相同，且有時候夫妻各自在理財方面的能力，適足以彌補對方的笨拙。但重要的是，你們兩個人都得對如何理財有共識，且要視雙方的共識運作得如何，來評定你們的理財成績。如果你們的成績不高，那麼，在結婚之前，先求教如何理財再說。大學裡的家庭經濟學、理財講習會或找財務顧問諮商，都是有效的管道。

八、你們在心理上是否已預備好願意放棄單身的益處？許多在大專或高中時代便結婚的人，以及有些稍後才結婚的人都發現，他們當時並不如自己所想的，已預備好放棄單身的好處。雖然婚姻的憧憬很誘人，但是只要新鮮感一過去，他們便發現自己不停地尋找單身時了無羈絆的自由，有不少的婚姻就是因為這緣故而破裂的。

每個人的個性差異很大，每個人成熟的時期也不相同，有些比較早熟的年輕人，在心理上便已預備好要放棄單身生活，邁入婚姻。但重要的是，你們兩個人對自己的了解程度，是否都已經到了一個地步，足以判斷你真的已預備好，接受這件有得有失的終身大事？尤其是當你或對方還在二十來歲或不到二十歲的年紀時；所以，我極力建議你們，找個合適的輔導詳談這個問題。在邁入這一大步時最好先確定一下，你並沒有強迫自己超越合理的極限。

九、彼此認識的時間有多久？同樣的，每個人和每段感情的情況都不大相同，不可能擬定出一條鐵律，要求每對情侶在婚前必定得認識多久。有些人在很短的時間內，就能成熟地作出婚姻的決定；有些人則得費幾年的工夫，才理得出頭緒。但就一般而論，在婚前應該給彼此至少一年的時間互相了解。我如此建議，不只因為這樣可以有充分的時間來認識對方，直到對方願意終身相許；而且也因為我們人都是善變的動物。你有必要了解，什麼因素會改變你的性格模式，影響你們的關係。

十、你是否有機會在遭遇困苦的時候，觀察彼此的為人？比認識時間的長短更重要的是，這份感情的品質如何？有一位婚姻不美滿，最後終於離婚的朋友告訴我：「婚前我們總是只看到對方在最順利的時候。」婚姻會促使雙方意外地看到對方的真面目。的確，在約會交往的階段，男女雙方都很容易看見對方最好的一面，這與婚姻中所產生的緊張關係一點也不像。當時你可能很難判斷，在每天千篇一律的婚姻生活中，彼此的性格模式會是什麼樣子。（這也就是為什麼，以毫無浪漫偽裝的普通友誼而發展的愛情，常是美滿婚姻的最佳基礎。）

在結婚之前，你有必要尋找適當的機會，觀察彼此對極度令人失望之事或像受困於塞車之苦的反應，這類每天令人厭煩的緊張壓力，你或他的典型反應是否為發怒、苦叫或退縮？還是有能力超脫困境之外，而且在受挫時，也心平氣和地抱持樂觀的態度？你們對對方感到失望時的反應又如何？是傾向責罵或貶謫對方？還是充滿體諒、有建設性地彼此討論？

我極力提醒你，不要嫁（娶）一個沒有辦法控制自己情緒的人。我得解釋清楚這句話的意思。任何人總有脾氣失控或對失望產生激烈反應的時候，甚至強烈到令人不敢恭維的地步。但是，成熟的人稍後會道歉表示懊悔，且努力避免再度發生這樣的事；不成熟的人則易於延續其情緒反應：耽溺在憤怒或自憐中，他可能不會道歉，或做任何有意義的事以改善情況。我並非指這種人沒有改變和成長的希望；但是，除非他改變、成熟了，否則不必考慮與他結婚。

至於會在肉體上虐待你的人——包括摑掌、拳打腳踢、推撞，你當避之唯恐不及（基督徒婚姻中有這類暴力傾向的案例比你想像中還多）。無論如何，如果透過諮商，對方仍未有非常明顯、持續的改變，千萬別考慮與他結婚。

十一、你們兩人是否都沒有毒癮或酒癮？再怎麼說也不要考慮嫁（娶）有毒癮或酗酒的人，如果與這種人結婚，你將一輩子陷入地獄裡。不要對他戒癮或尋求醫治的承諾信以為真，這種人即使承諾他們有心戒癮，最後還是很容易違信再上癮。如果他真的求助戒癮，你應該在考慮與他結婚之前，用至少一年的時間觀察他是否完全不再犯癮，是否真的恢復正常了。

十二、你們雙方是否都渴望結婚？你是否感覺如果不結婚，生命將毫無目的？你是否期待婚姻能解決你個人的重大問題？若是如此，則這樁婚姻尚未開始之前便注定會有麻煩。我的意思並不是指，期待婚姻能改善你的生命是不對的；如果你沒有這樣的期待，結婚反而沒有多大意義，但是我此處的意思是指精神上的平衡。除非你撇開婚姻之外，還擁有能適當滿足你自己的人生方向，否則你將缺乏剛強的性情，在婚姻中扮演具有支援作用的伴侶角色。儘管這個論點很難令人接受，但是如果你暫緩結婚，對你對他都有莫大的幫助。

我同時也建議你們閱讀或研究至少一本探討濫情或不健康之愛的書，有一些很好的書可列入考慮。[4] 請仔細思考哪些條件真正能使人締造健康的婚姻愛情，然後採取必要的步驟發展這些條件，好讓你擁有這樣能付出、也能接受的愛。如此一來，你不但會更快樂，同時，也會成為更實際能幫助對方的婚姻伴侶。

拋開令彼此目眩神迷的矯飾

然而，在充滿浪漫繽紛色彩的約會氣氛下，怎麼可能看清楚對方的真面目？這需要一點努力。有一個辦法，就是計畫一些可以共同參與的活動，這樣會使你們置身更具挑戰性的社交環境中。以下建議可供參考：

- ☑與教會的單身弟兄姊妹一起參加滑雪之旅或遠足。
- ☑擬議週末一起去探望住在郊外的雙方父母或親友。
- ☑一起參與短期的服事計畫（從許多角色來看，這是特別好的選擇）。
- ☑兩人一起投入一週一次的貧民區或療養院的事奉。

還有，不要急著告訴朋友、家人或你的同事，有關你正與某人交往的事，但可以謹慎地詢問他們對他的個性，與合不合適作為結婚對象的評價如何。如果他們的意見聽起來算是默許了，記住，你仍得評估自己是否合適花一輩子的時間與這人相處。好比你要雇用某人當職員，即使只是雇用一位短期與你合作一項計畫的人，你也不會急著接納所有參考意見，更何況你準備要作出最具束縛力的委身，有完整的資訊就更為重要。

諮商的價值

我知道，像本章所提的那些重要的問題，要一一去評估你自己或對方，簡直是說的比做的容易。有些人在這些評估上太寬鬆了，有些人則太嚴苛了。如果你對釐清這些事項有任何問題，找一位合格的輔導幫助你作婚姻抉擇，是極為重要的。盡可能尋找你周圍最佳的專業輔導來幫助你，即使必須付費也無所謂。你為每次協談所付出的金錢，可能就像你為生涯規畫的課程所做的投資一樣。

我也要敦促你，一旦訂了婚之後，最好參加一些婚前輔導的課程。最近有位朋友告訴我：「我太太和我從沒參加過婚前輔導，直到婚後四、五年，我們才第一次做個性測驗。如果我們早參加過婚前輔導的話，就會省掉許多頭痛的麻煩。」

為你證婚的牧師可能提供這類的婚前輔導（有些牧師堅持必須有婚前輔導），但也有許多牧師並不做婚前輔導。有些牧師非常嚴格地按部就班；有些牧師則在協談中，僅給予粗略的忠告。我建議你善用你所能找到的最佳協助，甚至可以尋找專門做家庭諮商的心理醫生。

婚姻這一步太重要了，你不可以偷工減料。

9

你們在性愛慾望上相配嗎？

唐恩和琴交往了三年，在要求與我協談之前幾個月分手了。他們都是二十多歲，成熟、意氣相投的基督徒，而且各自在工作上擔負重任，在生涯上有很好的發展。他們個別找我協談時，都表示他們很在意對方，且都提及他們的感情已經很深厚，也常常夢想著與對方結婚。就各方面而言，他們看來似乎是天生的一對。然而，促使他們退縮的關鍵，在於雙方對肉體慾望的需要有差異。

唐恩擔心他給琴的性吸引力還不夠強烈到足以結婚的地步，他解釋說：「在這段感情中我一點來電的感覺也沒有。我總認為若是碰對了人，我就會經驗來電的感覺，或者知道我有感覺的能力。」琴也懷疑她給唐恩的性吸引力不夠強烈到足以結婚的地步。但是，她更擔心的是唐恩對她模稜兩可的態度。一想到要嫁給一個對她並不很癡狂的人，她就感到委屈。

他們兩個人同時又堅稱，彼此對對方很有性吸引力，以致有時很難自制。他們的問題並不在於沒有性慾，而在於彼此都未符合對方的想法。

唐恩和琴是我所遇過有這類疑惑的基督徒中，最典型的例子。事實上，弟兄們最常問的問題是：性吸引力要多強烈才足以論及婚嫁？許多弟兄就像唐恩一樣，擔心他們在性方面不夠吸引各方面都與他們很相配的對象。姊妹有時也有同樣的問題，但是她們更典型的掛慮和琴一樣──是否該嫁給一個承認對她的「性」趣只有中等程度，且可能受其他女子吸引的男朋友。這情形看來似乎與兒童時期盼望成為某人惟一真愛的夢想相違。

這些憂慮很容易理解。對性愛之樂的期盼不只是人們結婚的主要動機，而且是兩人合而為一和婚姻美滿的最高象徵。我們擔心任何妥協終將危及幸福，或顯示這樁婚姻是沒有神完全的祝福。然而，肉體關係固然重要，卻不宜過分強調。許多基督徒太看重它了，有些人所尋求的性吸引力，已超乎合理或健康的期許範圍。還有些人則非理性地期待，對方對他們性吸引力的感受應該如何如何。

與唐恩、琴個別協談一次之後，我認為，他們所抱持的理想其實很實際，也有助於婚姻幸福，而且我也這樣告訴他們。我同時相信，他們是很相配的一對，也明白他們內心都十分渴望與對方結婚。所以，我一方面小心翼翼地強調，我不是在妙解神諭；另一面我也告訴他們，他們非常適合結婚。一個星期之後，他們兩人便宣布訂婚。現在他們已經結婚超過四年了，而且非常幸福。

唐恩和琴的案例帶給我處理此類問題的希望，他們的例子提醒我，有許多情侶渴望別人點醒他們有哪些理想是不切實際的。他們本能上都知道基督教導我們，是真理而不是幻想使人得以自由。然而，在美國社會長大的人，很難不覺得他們對愛情的憧憬是被神話所塑造，甚於被現實所塑造。教會卻缺乏這方面的明確教導。因此，有耳可聽的，請聽我再次強調：我們在這方面的思考，傾向於更多受電影、媒體和社會潮流的影響，而不是受聖經和常識的引導。美國社會，甚至教會之內，多少都流傳著某些肉體關係的神話，促使許多人無法想清楚婚姻的抉擇。

幾則肉體關係的神話

神話一：在你嫁（娶）某人之前，彼此的性吸引力必須非常強烈。許多人以為，當他們遇上他們想結婚的對象時，彼此間的來電，將會強烈到足以點亮賭城拉斯維加斯的霓虹燈。無論「羅曼蒂克愛情」的信念到底是什麼意思，它的核心焦點通常即指性吸引力。以致令許多像唐恩一樣，已經遇見理想對象，但性慾卻不如他們所預期那麼強烈的人感到困惑。另一些人則遙遙無期地等待著，那一份看似永遠不可能屆臨的癲狂愛情。

聖經的確教導人，性吸引力在婚姻中占重要地位。我們也看見保羅在哥林多前書第七章1至7節提到，除非能滿足有意義的性需要，否則人最好不要結婚。保羅也很清楚地表示，考慮結婚的人應該渴望滿足彼此性的需要。但是有趣的是，保羅從未提及性吸引力應該強烈到什麼樣的程度，才足以論及婚嫁的問題。

保羅在別處又說：「神的旨意就是要你們成為聖潔，遠避淫行；要你們各人曉得怎樣用聖潔、尊貴，守著自己的身體，不放縱私欲的邪情，像那不認識神的外邦人。」（帖前四3～5）因此，性吸引力可能被誇大到一個地步，凌駕良好的判斷之上，干擾人對愛情關係其他方面的敏銳注意力。若將這項忠告與前述哥林多前書的經文對照著看，就可以清楚地看出，性慾不一定要非常強烈，才能確保婚姻幸福。

經驗顯示，婚姻最美滿的夫妻經常是肉體吸引力只有中等程度，卻有深厚的愛憐和友誼，而且其他方面也很相配。性慾太過強烈，反而會阻礙彼此成長和追求其他方面的相配。極端有性吸引力的結果與染上了毒癮沒什麼兩樣，你們的生活將繞著性愛時刻團團轉。婚姻中，原本應該用在肉體關係以外的百分之九十五的時間，將變得單調無趣。而且一且對方沒有興趣做愛時，你將難以體恤、諒解他。

那些對性關係抱持不切實際的高度期待的人，在性關係緩降下來時，將面臨極大的危險。如果雙方不培養其他方面的興趣，則這樁婚姻在未開始之前，便注定會陷入災難之中。總而言之，幸福、健康的婚姻是綜合諸多因素而成的，且各個因素都應有均衡的發展。

神話二：你的結婚對象給你的性吸引力將甚於其他人。這情況有時固然是正確的，但是許多時候並不盡然。我們大部分人天生都有經驗性感的能力，甚至經歷非常強烈的性吸引力。事實上，合乎我們所定吸引人條件的任何異性，都能令我們覺得性感，包括許多可能帶給我們婚姻幸福的人。

說得更明確一點，你在昔日那段情裡的性慾可能比現在這段情更強。但是，這並不能據以論定你現在這段感情不適合邁入婚姻。在過去那段情當中，你也可能在其他方面不如現在與對方相配。請記住，單就某一方面比較兩段情的優劣，常常都會誤導結論。仔細審視你現在這段感情之所以能維繫的各種原因，看看這顯示出什麼意義。同時不要忘了，人常容易美化逝去的那段情，只留歡樂回憶，忘記當初是怎麼苦過來的。請正視你現有感情的真實面。

神話三：如果你們任何一方，仍舊發覺有可能受其他異性的吸引，那麼你們便尚未預備好可以結婚。我認識一些人聲稱，他們這輩子除了自己的配偶之外，從未受任何異性的吸引。然而，我發現這些人畢竟是少數的例外（他們也有可能並未完全說實話）。我們大部分的人都不只對一人有性的慾望，甚至可能同時對好幾個人都有這種慾望。性慾可能指向不同對象，那是很自然的事，保羅在哥林多前書第七章中，似乎也清楚這一點。所以當他勸告基督徒「要免淫亂的事」而結婚時，他的意思並不是說：「要與一位強烈吸引你的人結婚，這個人會令你想不起還有什麼人會比他更使你著迷」，而是「因為你可能受好幾個人的吸引，所以你當決心只將你的性慾精力投注在一個人的身上，也就是你的配偶」。這樣做，並不會改變你天生容易受其他異性吸引的事實，但是，婚姻卻強調了委身的必要，與決心不讓自己的「性」趣踰越婚姻的規範。

像唐恩和琴那樣的關係，當一方承認有時會對其他異性產生遐思時，另一方必定經常感到受傷害和希望破滅。這些人就像琴一樣，不禁懷疑神是否要他們嫁（娶）一個仍有可能受其他異性吸引的對象。但是，我要勸告這些弟兄姐妹，應更多在意對方願意委身於你的能力和意願，而不要在意「他是否對別人有遐思」這類難以捉摸的事。最後會使情況改觀的是，他決定忠貞於你的決心，而不是他是否還有四處留情的慾望。

同時，你也該感謝對方的誠實。你當知道，大部分已有要好對象的人，也有你的伴侶所承認的那種感覺，只是他們沒有那麼老實承認罷了。

當然，最難以解決的部分在於，處理你個人的自尊心。每個人心裡總希望知道有個人愛我們，愛到無法容納別人的地步。若發現事實不如這個理想，對我們的自尊心當然是一大打擊。然而，我們最終的安全感必須是在基督裡，而不在別人、甚至偶配的身上。誠如奧古斯丁所言：「只有當我在基督的愛裡得著安息，知道祂愛我，好像我是世上惟一的一位時，我才能夠完全享受與另一位無法以完全之愛來愛我的人有美好的關係。」惟有透過在基督裡的安全感，我們才能放棄兒時對浪漫愛情的幻想，享受真實的婚姻關係。

神話四：你對結婚對象的肉體吸引力將永不衰殘。這個不幸的觀念，根本忽視人的天然本性。在求愛期間和結婚之後，你們兩個人的性慾自然有起有落。重要的不是你在某一特定時間或某一天的性慾感覺如何，而是你對長期以來的情慾模式的感覺如何。

神話五：你會立刻或一開始就預料到，你們彼此之間會不會有肉體吸引力。這一點也許是所有的假設中最誤導人的一個，因為它促使許多頗相配的男女，沒有機會嘗試發展這方面的吸引力，這是一見鍾情神話中最不幸的一面。就某個程度而言，肉體吸引力是可以學習、培養出來的，尤其是當彼此的愛憐和友誼已經很深厚時。如果你對對方一點情慾也沒有，固然不必考慮與他結婚，但是也不要太快下結論，認定這不可能培養出來。肉體吸引力繼友誼之後才發展出來的愛情，經常比以肉體吸引力為主的關係更持久。除非友誼能長保和諧，否則慾火終將熄滅。

判斷肉體方面相配與否

然而，你事先又如何能知道，你和另一個人是否能享受婚姻中的性愛？答案是你可以信賴你的本能。談到這裡，我們也許有必要拒絕另一個愛情神話，即你必須藉試婚先看看彼此在肉體上是否相合。整個聖經時代和幾世紀以來（有些地方今日仍然如此），最美滿的婚姻都是由父母安排的，因為父母似乎本能上都知道，他們的兒子或女兒與對方必在肉體上相合。在許多例子中，媒人也扮演類似的角色，且促成不少幸福的婚姻。既然那些局外人靠神的引導，都能在毫無直接證據的情況下，斷定某人的婚姻必然幸福；那麼，我們這些跟隨神的人，必然也能為自己作判斷了。

如果你深識某位異性，也料想得到，若與他結婚必能享受性愛，那麼，你儘管信賴這個可能與試婚一樣可靠的結論。事實上，這種洞察力甚至比試婚有過之而無不及。我不會說教似地要求你禁慾（以我當牧師的身分，我當然可能這樣說教），相反的，我鼓勵你盡可能地期待肉體吸引力在婚姻中的發展空間。肉體吸引力在你們共同生活的早期階段中，將給予你們更大的歡樂。

我並不否認你們當中也有人，可能有壓抑性慾或禁慾的態度，這會使婚姻中健康的性生活受影響。但是，這些都是可以在婚前透過討論而得知的，不一定要試婚同居才會發現。如果真的有些問題，無論如何，在你們邁入終身親密關係之前，一定要找人協談，把問題解決。

別忘了神永遠樂意使你在婚姻上成功、幸福。當你求祂賜智慧時，你可以信賴祂會給你健全的洞察力，去夢想你的未來，並與對方共同討論情慾方面的問題。

性慾頻率的問題

還有一個問題，就是你們有沒有必要在婚前協定，要多久行房一次和何時行房？雖然我極力鼓勵你們談談這個問題；但是坦白說，每個人都很難精確地預言，自己在婚姻各個不同階段中，情慾需求將如何。你的性慾會受許多因素影響，包括休息、健康、年齡、天氣、時節、生理期、工作壓力、家庭壓力，最後，也是最重要的因素是自尊心的情況。

你們兩個人總會發現，彼此經常同時有一樣強的性慾幾乎是不可能的事。通常的情況是，一方有意，另一方卻無意。保羅非常直截了當地說，當丈夫或妻子的情慾在不同狀態時，應該嘉惠有情慾的一方（林前七4～5）。這又回到婚姻的關鍵要素：愛憐、友誼和成熟度的話題上了；亦即雙方都有必要預備好，即使只有一方有性慾的需求，也願意在性慾上調適自己去配合對方。

同時，愛憐是雙向道。有時彼此應該也願意因考慮對方「性」趣的狀況，而克制一下自己的情慾。慢慢地你會發現，當兩個人同時有強烈的肉體需求時，那實在是最令人愉快的一刻。性愛品質遠比頻率重要，當你懂得分辨這一點，操練自制和計畫最恰當的行房時機，就變得比較容易了。

重要的是，彼此都有必要在肉體關係中，維持一些付出與接受——有時一方敦促另一方，有時為了考慮對方感受而自制，有時則兩人都同意保留一段特別的時間有親密的享受。當你想得遠一點，你會發現，此刻便協定行房的計畫表，藉以查驗彼此是否有付出和接受的可能性，並不是那麼重要的事。這又關乎愛憐，即決心願意讓對方有最好的享受，這才是維繫婚姻中肉體關係的最基本要素。

萬一性慾太強怎麼辦？

直到目前為止，我一直在探討的問題是，男女雙方不確定自己給對方的肉體吸引力，是否已強烈到足以論及婚嫁的地步。但是，我了解有些讀者關切的卻是相反的問題。你所遇到的愛情，可能是彼此都覺得對方肉體的吸引力太強烈了，使你不禁懷疑自己是否適合邁入性慾這麼強的婚姻？或者你可能疑惑，如果你們的情慾都那麼強烈，那麼除了結婚以外，是否還有其他選擇？

有些基督徒以為，若有這種情況，實際上就應該遵照保羅的訓誨（林前七），以結婚為遠避婚外淫行的避難所。然而，不要忘了，保羅同時也警告人，不要單為了肉體的情慾而結婚（帖前四3～5）。當你了解聖經中有關婚姻的全部教導時，你將清楚看見，除了性慾之外，還有許多因素是論及婚嫁的必備條件。

如果你正陷入性吸引力極其強烈的愛情中，我不得不極力敦促你盡一切努力，仔細思考與對方結婚的可能性。寧可失之過於謹慎，也要互相給對方一段時間，多加認識彼此。仔細考量一下，你們在其他方面是否也很相配。同時，最好找一位合適的輔導協談，先是個別找輔導，再兩人一起與輔導談。要和對方一起探究清楚，你們在許多方面是否非常適合結婚。

你們當然可能發現，除了肉體以外，彼此在其他各方面都非常相配。因此，單單只有肉體吸引力這個因素，並不一定代表你們就不合適結婚。但是，如果你發現你們各方面的相配程度並不那麼高，那你便有必要再多走最難挨的一步，那就是，你必須決定放棄這樁婚姻，或至少暫時擱置結婚的可能性，直到你們有機會在其他方面培養意氣相投的關係。儘管這個抉擇很折磨人，但是，這總不會比一頭栽進終生不幸福的婚姻更痛苦。

10

你們在學識上相配嗎？

我剛信主後不久，有一段時間總以為，我要娶的人一定得像我一樣是個司琴。那時，我是一個聖樂事奉單位的主管，幾乎所有的時間都投注在聖樂工作上；因此，很難想像與一個對音樂鮮有涉獵的人結婚。但是，我這種想法至少可以說，是限制了我可選擇的對象。

某日，有位年紀稍長的朋友表示，如果我未來的太太不像我那樣熱愛音樂，我的婚姻也許會比較幸福一點。現在回想起這一番話，我才發現這是改變我婚姻觀的重要轉捩點之一，因為它開闊了我對婚姻的想法，也使我敞開心接納新的機會。

幾年之後，我娶的姊妹艾薇有些學音樂的背景，但是她不是司琴，我們對音樂的興趣也相當不同。結婚頭一年，我發現那位朋友給我的忠告是正確的，因為這樣的婚姻組合使我在快馬加鞭的聖樂事奉上，回到家中得享退修安靜。與艾薇一起，我便能擺脫聖樂工作的壓力，重新得力。我想，假如我娶的人也是個司琴，我們就不會有這樣的享受。

就像我們前面所探討的相不相配的問題，學識上相配與否，也會讓我們很容易陷入不切實際的理想與神話中。丈夫與妻子的學識相不相配，當然是非常重要的事；但是，要闡明它在夫妻關係中會造成什麼影響，卻相當困難。我自己的例子是：在我找到真正相配的對象之前，我必須先捨棄以為會彈鋼琴的姊妹才適合我的想法。

我發現今天有許多基督徒，都非常在乎夫妻雙方學識相不相配的問題。我固然相信，這一點是你考慮要不要結婚的一個重要因素，但是，有兩種趨勢促使學識相配成為許多人特別在乎的事。其中一種趨勢就是，女性教育程度和專業地位的提高。如果你回顧早你一、兩代的人，你會發現有許多婚姻幸福的例子，都是丈夫大專畢業，甚至擁有多個學位，而太太最多只受過高中教育。由於當時的文化風尚鼓勵男人多受教育和專業訓練，卻不鼓勵女人如此，因此知識素質平等並非婚姻的主要問題。

當然，如今的文化潮流已大為改觀。雖然有時仍有性別歧視的問題，但是，一般說來社會都鼓勵女人盡力去發揮全部的潛力，而且現在的女人通常也會感受到必須這麼做的壓力。當男性與女性在教育與專業領域上的界限越來越模糊的時候，不論男或女，都越來越希望婚姻的對象，能在知性與創造力上與他們相配。

另一個促使男女非常在乎學識程度相不相配的因素，是現在的人傾向晚婚的趨勢。有專業技能的單身者，越來越能為社會所接受，尤其是在大都市，許多人都刻意晚婚，先完成學業或發展事業。這雖然促使人們因結婚時的年紀大，身心也更加成熟；但是，這同時也使尋找匹配的對象變得更具挑戰性，至少從期望的觀點來看，這便是極具挑戰性的事。智慧與經驗逐年增長固然是很大的益處，但這同時也意味著，能與你擁有相同學識和成就的異性越來越少。

平等對相配

學識上的相配固然是選擇對象的一項好準則，但是，這項挑戰不能定義得太僵硬。因為兩個人學識十分相配的組合，包括個性、稟賦傾向和恩賜都很合的情況，在每樁感情和婚姻中都各不相同。若要找著這樣的組合，你反而必須先放棄對方必定要與你有同等學識的念頭。

神造人本來就沒造出兩個各方面完全相等的人，每個人都擁有其他人欠缺的某些能力。當你們彼此看得越仔細，就會發現彼此的差異性越大。人比人就像拿蘋果與橘子相比一樣。

何況，你很難預料每個人在婚姻裡的長進方向如何。就像那些設定對方性吸引力必須很強的人一樣，堅持對方學識絕對配得上自己的人，到頭來必定會失望。他們日後終將發現，配偶與他個人的成長速度並不一定相同，而且生活也將促使他們的興趣往不同方向發展。

當艾薇二十七年前與我結婚時，我們兩人都料想不到日後我會對寫作產生濃厚的興趣。如今寫作成了我最喜歡發揮創造力的工作；我會投注所有的心力寫作，而艾薇雖然喜歡閱讀我的作品，卻對絞盡腦汁、鉅細靡遺的撰寫工作，一點興趣和耐心都沒有。但另一方面，艾薇發展出相當多的技巧來教導兒童學習音樂。十年前，她開始擔任全職的小學音樂老師。過去九年來，她在我們的教會中負責兒童詩班。我雖然很喜歡看她工作，但是我卻無法發展出濃厚的興趣，這種濃厚的興趣激勵著她，並且一直持續激勵她去參加每個她可能出席的兒童音樂特別研討會。

我們兩人的情況，就是大部分夫婦的典型。每個人具有創造力的興趣，通常會在多年之後往不同的方向發展。在我們的婚姻中，這一點並不構成問題，因為我們兩人一開始就沒有期待彼此所有的興趣都要一樣，也沒有堅持我們必須保持學識平等的虛幻念頭。對知識水準期待很高的婚姻關係，終必因為個人興趣的變化多端而備受威脅。

那樣，我們又應該如何尋求與另一半在學識上相配呢？

此處重要的是，先了解我們的基本需求到底是什麼，然後再審視兩人的關係如何滿足這些需求。首先，我們必然希望婚姻能為我們的人生帶來心志上的刺激。簡言之，我們盼望婚姻關係能「**有趣**」。事實上，我們害怕邁入婚姻的最大因素就是厭煩感。第二，我們期待婚姻這環境能夠激勵我們，去發掘所有的潛能、專業和了解其他的領域。我們期望配偶的信賴，並刺激我們發揮重要的恩賜。當你以這個角度來看時，便可清楚看出，能滿足這些需求的婚姻組合種類太多了。

知識相配的不同例證

傑瑞與艾麗都是大城市的高中老師；傑瑞教生物，艾麗教化學。他們是十五年前，在放學後協助一個學生團契時認識的。他們兩人立即因彼此都對學生工作感興趣，而且專業和學術目標相同，而對對方印象深刻。一年之後，他們就結婚了。

雖然傑瑞和艾麗都非常享受教書的樂趣，但是他們發現，公立高中的學校壓力很大，破壞風紀之事令人憎惡，工作量也十分沉重。他們共同涉獵這個行業，是他們不斷擷取力量與更新的泉源。他們所教的學科相近，也促使他們可以經常在教材和教學計畫上彼此交流。他們在各自擅長的學科領域中都是佼佼者，且很享受長時間研讀該學科的樂趣。如果有一方希望花一個晚上或週末下午的時間安靜讀書，另一方通常總是跟著一起讀書。讀到最後，彼此還會討論當天所讀的東西。

傑瑞和艾麗均認為，他們不應該放棄教職，且知道彼此仍會一直心領神會地支援對方。幾乎沒有人不說，他們是學識十分相配，婚姻令人稱羨的一對。

皮爾和愛倫則是相當不同的一對，但給人的印象跟傑瑞和艾麗比起來，一點也不遜色。他們兩人都快四十歲了，結婚十年來，生活幸福。愛倫是個小兒科女醫生，在中西部一個城市的郊區開業。皮爾則是若干小學的體育老師。就某些方面而言，皮爾與愛倫之間的差別有如日與夜。愛倫投入醫學天地；她忙著閱讀醫學專刊、參加座談會、一整晚與同行專家討論醫學。她的生活繞著工作轉，試圖在她的專業領域永保進步。皮爾的閱讀興趣僅限於運動雜誌，偶爾也看看小說。他有興趣討論健身的話題，卻沒興趣知道繁瑣的醫護保健細節。簡單的說，他不是個做學問的人，他只熱中於體育競賽和戶外探險世界。

愛倫年輕時（直到二十多歲）一直都以為她只有嫁給同樣學醫的人，才會幸福。那時，她談過兩次戀愛，一次是一位年輕的家庭醫師，另一次是外科實習醫生。但是，每當他們感情發展成熟之後，她就開始憂慮他們兩個人對醫學的共同興趣，將無法建立美滿健全的婚姻。他們彼此之間的競爭性似乎太強烈了，且彼此都沒有其他方面的嗜好可以保持生活的平衡。同時，愛倫也渴望生育子女，享受合理、正常的家庭生活。很難想像兩個全都熱中工作的醫生，如何能維繫家庭生活？

愛倫直到二十八歲才在教會認識皮爾，皮爾那時二十七歲。儘管愛倫直覺上蠻喜歡皮爾的，但是，皮爾第一次找她約會時，卻被她拒絕了，因為她害怕彼此的差異太大。然而，在教會舉辦的一次滑雪三日遊活動中，愛倫克服這個心理障礙。皮爾對她初學滑雪時笨手笨腳的細心照料，令她印象深刻。他似乎非常清楚怎麼幫她在這項嚇壞她的運動上，學會一些技巧和信心。到活動終結時，她已經學會在小坡地滑雪，讓那個滑雪遊樂場的教練非常吃驚。

接著幾個月，皮爾教導愛倫打硬網和軟網。當她的醫務工作可以偷閒一個鐘頭時，她很享受去看皮爾指導學生打足球或棒球，她總忘不了皮爾擅於激發孩子運動興趣的能力。晚上與皮爾一起的時光，也總令她感到愉快，愛倫開始喜歡與皮爾一起做些簡單的事情，諸如：看電影，或到皇后乳酪店喝奶昔。儘管他們的專業興趣天差地遠，但是他們很有話聊，聊對生命、家庭的夢想和對社區事務的共同興趣。愛倫第一次擁有這樣的愛情關係，可以使她從工作中抽離出來，而不是使她更深陷入工作中，這效果形同一種醫治。

愛倫也有點驚訝，皮爾居然不曾因她的成功，或與同行醫生關係近，而備受威脅。皮爾盼望她能成功，且明白她需要那些同行的支持。愛倫漸漸明白，她和皮爾之間的平衡，正足以構成美滿的家庭生活。十年來的婚姻生活證明愛倫的結論是對的。

皮爾擅於教導孩子的技巧，在親職教育上也有很好的發揮。他是三個子女的好父親，他比大部分的為人父者能夠撥出更多時間和動機教養子女。愛倫繼續在醫學工作上求進步，但是她也歡迎家庭做她釋放工作壓力的後盾。她形容她和皮爾的關係像磁鐵一樣，會把她從天生愛沉溺於工作的本性中拉出來。皮爾的工作生涯也有進展，最後還有人要聘他當小學校長。

求取學識相配與其他因素的平衡

當我們衡量男女雙方的學識是否相配時，皮爾和愛倫的例子告訴我們兩個必須謹記在心的要點：其一，**平衡與相似一樣重要**。神不只希望藉婚姻關係強化我們個人的優點，也希望婚姻能彌補我們的弱點，使我們剛強起來。我們不僅得細心注意婚姻如何強化我們的優點，也要仔細看婚姻如何轉化我們的弱點。其二，**我們不能期望配偶是個救世主，會提供激勵我們個人成長所需的一切**。我們婚後，仍需藉由婚姻以外的友誼和社團的刺激，以求長進。

其實每個人、每樁婚姻關係的需求都不一樣。有些人要像傑瑞和艾麗那樣的組合才會最有益處，亦即夫妻學識上的相似性比歧異性重要；但是也有些人，特別是天生自己會發展知性的人，則在類似皮爾與愛倫的組合中，過得相當美滿；另一些夫妻的組合則介於這兩者的中間。

如果你正當三十多歲、四十多歲或更年長，且已經在事業上有些成就，你至少可以證明一件事：即你不需要婚姻關係的輔助，就可以在你的專業領域上不斷有進步。因此，你可能不如想像中那樣，需要從婚姻中獲得知識性的激勵。所以儘管敞開心接受其他選擇，放心讓神為你安排可能滿足、滋潤你生命的婚姻與家庭生活。

同樣的，我此處的意思並不是說，在考慮婚姻時，學識上相不相配的問題並不重要。只是我們必須慎防對學識差距抱持不合理的理想，同時必須謹記，還有其他的因素必須考量。如果你對以下四個問題的答案都是肯定的，那麼我們可以合理地說，你和結婚對象的學識是相配的。

1. 你們有沒有充分的共同興趣，可以使你們的關係常有樂趣？即使你們在某些方面的偏愛大異其趣，但是，你們有沒有一些共同的興趣足以維繫長遠的關係？

2. 你們是否深深敬重對方的天賦和專長領域？即使你們的天賦並不相同，你們都非常願意支援、鼓勵對方發展他自己的領域？若對方擁有在工作或創造力上互相支援的男女朋友或同事，你們彼此的心裡是否感到舒坦？

3.你們雙方是否希望對方的優點，能使你有追求成長的挑戰？雖然你們不會每個興趣都相同，但是你們是否期待對方會挑戰你發展、認識新的領域？以愛倫為例，皮爾對運動的興趣給了她莫大的益處，而皮爾藉助愛倫的醫學知識，也更了解體育訓練上的醫護原理。換句話說，在你們的專長領域和渴望從彼此學識獲益這兩點之間，應該有某種程度的交集。

4.你們在討論有關共度婚姻生活的一些基本事項上，是否能溝通得很好？即使你們的專業或學術專長可能不同，但是你們對生活模式、家庭關係之類的問題，是否意見一致？

當然，一旦問題朝這方向思考，幾乎就等於是在問：「你們是好朋友嗎？」**友情**畢竟是彼此學識相不相配的真正考驗。

丈夫的學識一定得比妻子高嗎？

無論如何，重要的是，在理想的基督徒婚姻中，神的心意是否要丈夫的知識程度明顯的比妻子高？這是基督教文化中很普遍的觀點，至少從理論上而言，有許多基督徒對皮爾和愛倫這樣的組合，感覺很不舒服。找我協談的弟兄最常提的疑問是：如果肉體吸引力不夠強烈，是否適合論及婚嫁？而姊妹最常問的問題則是：她們應不應該嫁給學識比她們差的人？

由於整個聖經時代的男人在教育上佔有相當的優勢，因此可以說，在大部分婚姻中丈夫是知識優越者。但是聖經從未說，這便是婚姻組合的原則。相反的，箴言第三十一章10至31節，對賢德妻子的特質有很多的描寫；這段經文描繪這位妻子在許多方面都比她丈夫更有天賦：她手藝精湛（第13節）、擅長做生意（第18節）、精於房地產買賣談判（第16節）、超級妙管家（第14～15、21～22、27節）、很有恩賜的教師和輔導（第26節）。而特別有趣的是，她丈夫並未因她這些鋒芒畢露的特質而備受威脅，相反的，他對她讚美不絕（第28～29節）。

誠如神造人各不相同，每樁婚姻也各有所異。換句話說，**健康的基督徒婚姻組合模式很多**。有些人固然只有在傳統男尊女卑的婚姻中，才能滿足；也有許多女性和男性自身的安全感很夠，也能安於彼此在主內的夫妻關係，各盡夫妻職責，不怕妻子在學識、創造力或職業上更有秉賦。

在許多健康的婚姻中，你會發現很難分出到底誰的學識比較高。夫婦兩人都各有各的才華、優點和缺點。也許妻子的生涯比丈夫耀眼，但是作丈夫的，像皮爾，可能擅於運動或有社交技巧，以致在教養子女上面比妻子更強。婚姻的各種可能性和組合是數算不盡的。

如果婚姻中，妻子顯然擁有更高的專業、財富、創造力或學識，則雙方有些觀念將須妥協。在我們的文化中，一般人都根深蒂固認為，男人理當在上述那些方面佔優勢。很可能你潛意識裡對這種婚姻觀念的認同，比你想像中還要強。你可能有必要調適自己面對一個事實，就是夫妻兩人共同生活的方式，可能不像你長久以來一直以為的那樣。分擔家庭責任可能打破傳統的婚姻模式：女人會期待男人做些傳統上只有女人才做的家事。可能有些家人或朋友無法完全接受你們之間的這種安排，也無法相信這才是真正的基督徒婚姻典範。

只要你們渴望結婚，彼此也很相配，並且睜大眼睛考量過一些必要的妥協，則這些妥協的結果便是彼此互相截長補短，非常值得的。最要緊的，不是你們的關係如何吻合一般人所認為的理想模式，而是你們的關係是否符合神在你和配偶一生中的計畫？以及你們的婚姻是否使雙方都發揮出最好的特質，且都助長你們在基督裡的長進？若是如此，則你們已經找到無價的珍寶。如果贏得這個獎賞，意味著你必須拋棄某些舊式的期許，這並不是一個昂貴得付不起的代價。

11

你們的靈命相配嗎？

尚未信主的人，他們的婚姻可能相當幸福、成功。然而，基督徒在婚姻中能享受到的滿足與收穫，遠超過未信主的人。基督徒因為連於基督，所以他們的婚姻能夠受到神特別的祝福與使用。

既然靈命相配是獲得神特別祝福與使用的關鍵，那麼，無論從什麼角度而言，這都是基督徒婚姻中最大的需要。但是有兩點必須謹記：一是，靈命相配並不是解決婚姻問題的萬靈丹。有些基督徒過度看重這一點了。有時我們會看見一些基督徒，只因為兩人擁有類似的信仰背景（諸如：出自同一個教會或團契），或有共同的服事心志（例如，兩人都計畫獻身當宣教士），就決定結婚，而未充分評估彼此在其他方面是否相配。他們以為，既然兩個人都是基督徒，就能避免衝突；兩人所引發的一切問題，神都會照料。然而，到頭來他們會發現，彼此在某些地方的差異實在大到難以共度一生。

這些人的問題出在，他們以為神只關切婚姻關係中兩人的靈命是否相配。事實上，基督是我們整個生命的主——包括肉體、情感、社交、心志和靈魂。祂創造每個人在這些方面各有不同的需要，因此在考慮結婚時，這些需求都應該加以衡量。我故意將靈命相配這條件列在諸多考慮因素之中，而不列在首要因素，用意即在強調，這個條件絕不能與其他條件分開來單獨評估。

另一點要注意的是，我們必須謹慎，不要把靈命相配定義得太狹窄。基督徒有時過度以為靈命相配，就是兩人有共同的屬靈生活方式、教義或服事。因此，他們可能很快就認定具有以下條件的人，與他們的靈命十分相配：

☑屬於同一個教會、團契或宗派。
☑喜歡的敬拜方式相同。
☑有類似的屬靈操練。
☑一樣熟悉聖經。
☑有若干相同的恩賜。
☑服事目標相同。
☑對屬靈事務有同樣的熱忱。

因此，當他們遇到一些與上述條件不符的人，他們就會覺得這些人跟他們不相配。然而，上述這些事情與靈命相不相配沒什麼關係。我們必須謹慎，不要陷在這些次要的問題上。健康的靈命相配關係中，的確有一些不可或缺的基本要素，並且也不容輕易抹滅。但在這些基本要素之外，其他一些周邊的次要問題，兩人有些出入就無所謂了。你們能容忍（甚至喜歡）的差異程度有多大，端視你們兩人的性情而定。但是，關鍵在於你們對所謂的基本要素有何看法；其餘的都好商量。

靈命相配的基本要素

那麼，什麼是基督化的婚姻關係中靈命相配的基本要素呢？

1. **都委身於基督，以基督為主和救主**。一旦基督成為你生命之主，實在很難想像祂會引導你去嫁（娶）一個對祂並無同樣委身程度的人。因為，到頭來你必定會發現自己面臨事奉兩個主人的困境，不知該討基督的喜悅，還是討配偶的喜悅；而且，你的一生可能沒有機會與世上最親密的人，分享生命中最重要的部分。

沒錯，你也可能帶領配偶信主。這樣的事確實有過。然而，大部分的情況卻不是這樣。我們經常見到未信主的一方佯裝對屬靈的事情感興趣，以取悅已信主的配偶。如果對方尚未將生命獻給基督，你也沒有機會幫助他奠定信仰的根基，那麼你就不應該跟他結婚。

為了這個目的，聖經要求：「你們和不信的原不相配，不要同負一軛。」（林後六14）雖然保羅這句話是不是指著婚姻說的，學者們仍有爭議；但是，像婚姻那樣互相約束的關係，若不是保羅所關切的，可真是令人難以想像。不能同負一軛的比喻意義深遠，而且對人有益處，值得謹記在心。試想，一匹馬與一隻公牛共同拉一輛車，卻各自想往不同的方向走，這當然是白費力氣。

更奧妙的是，保羅在其他地方以基督和教會的關係（弗五21～23）來比喻夫妻的關係。這是保羅所精通的類推手法中最高妙的，如果夫婦兩人都不是基督徒，這個比喻對他們而言一點意義也沒有。惟有夫婦兩人都認識主，他們的婚姻才可能有屬靈的一面，而屬靈的那一面正是夫妻彼此疼惜、合一的核心。

2.對聖經的權威有相同的看法。雖然我是堅信聖經絕對正確的福音派基督徒，但是我在教導方面的事奉，使我走遍許多不同宗派的教會。我承認對聖經持不同看法的基督徒，他們的婚姻可能也很美滿。但重要的是，夫婦必須合理地對這個根本問題有一致的觀點。

我在輔導一對基督徒情侶傑夫與卡洛琳時，發現這方面的問題。原先我對他們在許多重要的條件上很相配，感到印象深刻。他們兩人都獻身社會服務，具有冒險的性格，而且真心關切對方的幸福。然而，卡洛琳對聖經的看法與我一樣，認為可從聖經來明白神對我們一生的旨意，它完全可信。而傑夫雖然尊重聖經，卻抱持比較自由、執拗的觀點，他相信經文可以指引人的思考，但不是終極的權威。這使得他們在許多攸關彼此的重要問題上，意見分歧，以致關係緊張。由於這些歧見看來沒有擺平的希望，我不得不遺憾地說，他們不適合結婚。

當然，我此處所提的都是一般常識。除非你和對方接受同樣的神學教導，否則這類衝突太容易引發了。如果你們兩人對聖經權威的看法不同，你可能會發現你們所承受的痛苦，比健康的婚姻所承受得要多。

3.對聖經所述有關家庭生活的價值觀，有相似的理解。兩人對聖經權威的看法一致，並不保證對經文也會有相同的見解。例如，十分看重聖經的福音派基督徒，對女性和男性在婚姻中所扮演的角色，就有不同的見解。無論你們對這問題的看法如何，要緊的是你們必須取得共識。對經文的解釋不同，也促使基督徒對於是否應該將家庭擺在教會和工作之上，有不同的看法。同樣的，要緊的是，兩人必須在這類核心問題上同心合一。

你和對方都應該清楚，哪些屬靈和道德的價值，對你們個人而言是非常重要的，而且是重要到毫無討價還價的餘地。在邁向地毯的那一端之前，你們對上述這些問題，有必要確定兩人是否都已達成協議。尋找第三者協助你們整理這些問題是有益的。

4. 渴望在基督裡不斷長進。這一點極其重要！對上述問題而言，重要的是兩人的意見要合一。在此同樣重要的是，你們兩人都渴望與基督的關係不斷長進。沒有這種渴望，你們個別的和共同的屬靈生活都將停滯，你們彼此對觀點歧異的衝突感也將難以克服。渴求靈命成長不只關乎個人靈命健康，也是彼此關係能否昇華的關鍵。

以上四大要素是基督徒婚姻健康與否的關鍵。當這四大要素存在時，彼此在其他屬靈觀點上的歧見，經常是可以忍受的，甚至會讓彼此感到愉快。這樣的和諧，大部分端視兩人的個性而定。有些人在大部分與屬靈生活有關的事情上，需要對方與他有高度的相似性；但是，有些人因為跟基督的關係有足夠的安全感，將會透過屬靈觀點的不同而大有長進。我甚至見過這樣的例子，就是婚姻十分健康的夫妻各自參加不同的教會，儘管這通常不是很理想的組合，但也不應該完全認定，這樣的婚姻絕對令人無法接受。

最近有位姊妹告訴我，她的父母分別參加不同宗派的教會，他們互相尊重對方的信仰立場，也很開放地與子女談他們之間的歧見。她深覺這樣的家庭背景，開廣了她和四個兄弟姊妹的胸襟，使他們更能與基督建立深厚的關係。

男人為首

談到智力的相配問題，就不得不觸及男性與女性的角色問題。傳統對男人當家的看法是什麼？丈夫一定得比妻子更屬靈，一定得是婚姻中的屬靈領袖嗎？

許多基督徒會說：「是的。」但是，我們遇到統計上的一個問題：整個基督身體，以及大部分的地方教會、團契中，靈命成熟的姊妹都比弟兄多。這是否意味著，只有這些姊妹夠幸運能找到比較屬靈的對象，她們才有資格結婚？

此處應了解什麼是聖經的教導，什麼不是。經上說：「丈夫是妻子的頭，如同基督是教會的頭……作丈夫的要愛你們的妻子，正如基督愛教會」（弗五23、25）。相對的，作妻子的當順服自己的丈夫，如同順服主，妻子也當敬重她的丈夫（弗五22、23）。至於這種互動關係如何在既定的婚姻模式中產生動力，聖經保持相當開放的看法。因此我們再次看見，健康的基督徒婚姻模式有許多種。

很多基督徒對於男人應該在婚姻中如何扮演「頭」的角色，一直局限在某些刻板的想法中。他們經常以為，男人必須更有屬靈知識，在鼓勵讀經、投人家庭生活和參與教會等事務上更果決；整體而言，應該是個更強的屬靈人。有些人在婚姻中固然需要這些傳統的動力，但是，聖經並未將我們局限在這類的刻板角色中。

神看重人的內心，勝過外表強勢的屬靈生命或屬靈知識的多寡。我曾經輔導過幾對考慮結婚的情侶，在這些人當中有些弟兄的靈命成長尚不及他的姊妹。其中一個明顯的例子是，有位姊妹（珍妮，二十九歲）大學時代參與校園（InterVarsity）團契，而且自畢業以後，一直在一間充滿活力的福音派大教會，積極參與一個非常復興的單身團契的事奉。然而，這位弟兄（約翰，二十八歲）是因大學時代接觸校園福音工作而信主，畢業後加入海軍，駐防的地方沒有良好的屬靈環境。當我輔導他們時，約翰駐紮在偏遠的基地，在駕車可及的方圓之內，都沒有任何一間強壯的教會。

珍妮顯然有比較好的屬靈背景。她比較了解聖經，在基督徒的聚會中顯得比較自在，也更能舒坦地與約翰一起暢談屬靈的事。但是，當我了解他們之後，我發覺約翰渴慕基督的心不比珍妮遜色，他有一顆受教的心，且渴望靈命進深。他很能支援珍妮，雖然珍妮靈命比他強，卻一點也威脅不了他。因為，整體而言，他是一個成熟、得體的人，而且珍妮非常敬重他，所以，我建議他們結婚。

弟兄當頭的要點之一就是，在妻子很強的那幾點上支援她。一般人總以為，弟兄當頭的意思就是在屬靈方面駕馭妻子。然而，作丈夫的乃是蒙召愛妻子，如同基督愛教會一樣。請記住，基督作教會的元首，表現出十足的順服（例如：耶穌為門徒洗腳；約十三章）；而且基督愛教會的方式，乃是賜下各樣的恩賜給信徒，並鼓勵他們發揮、運用恩賜。祂甚至說，祂的信徒在某些方面將要做的事，比祂所做的更大（約十四 12）。

因此，弟兄當頭的另一部分定義涉及尊重妻子的恩賜，並鼓勵她發揮所長。每一樁婚姻都是揉合彼此恩賜和優缺點的獨特組合。有些婚姻的情況是，妻子在屬靈領導和教導上的恩賜比較強。如果丈夫支援、鼓勵她，她也敬重他的優點，則以弗所書第五章 21 至 33 節的景況已儼然實現。我們再一次想到新約提到百基拉與亞居拉的六段經文（徒十八 18、26；羅六 3；提後四 19），非常有趣的是，其中有四處經文總是先提到妻子百基拉，她似乎廣被視為較屬靈的人。

當保羅運用不同的屬靈隱喻描繪丈夫與妻子的角色，他極其關切夫妻要彼此順服。因此，他在以弗所書第五章討論夫妻關係時，一開頭便說：「當存敬畏基督的心，彼此順服」（第 21 節。傳統上在討論男女角色時，經常忽略這段經文）。保羅在哥林多前書第七章 4 節提到夫妻的肉體關係時，也有同樣的觀點：「妻子沒有權柄主張自己的身子，乃在丈夫；丈夫也沒有權柄主張自己的身子，乃在妻子。」彼此順眼的觀念意味著，夫妻雙方在婚姻中各種不同的事務上，都有決定權。保羅顯然不是主張嚴格的階級制度，而是主張夫妻之間有許多時候需要施與受。

超越弟兄為首

固然有許多基督徒對保羅的教導採取直截了當的解釋，但是，有些看重聖經權威的基督徒認為，基督徒並不一定得全然受弟兄當頭的轄制。[1] 他們認為，這種教導的目的是為了匡正初代教會的某些歪風；或者因為這種思想正是當時文化所默許的，所以當時作妻子的均被告誡，不要在這件事情上面向社會風俗挑戰，以免阻礙福音廣傳的機會。也因此，當時的姊妹們均受教導當蒙頭，且不在崇拜時講話。

他們認為，這些訓誡應被視為如同奴隸遵守主人的命令一般，它們在第一世紀的文化中自有其地位。但是，誠如我們已不再把奴役別人視為神完美的旨意，我們也不應該再堅持：男人必須在婚姻中扮演頭的角色，乃是出自神的旨意。神對婚姻的最崇高計畫反映在加拉太書第三章 28 節，保羅在這裡說道：「並不分猶太人、希利尼人、自主的、為奴的、或男或女，因為你們在基督耶穌裡，都成為一了。」這段經文所描繪的合一，應當是涵蓋人生所有的層面，而不只是屬靈層面而已，而且它在婚姻關係上有重大的意義。

如果你相信保羅對婚姻男女角色的訓誡，是受文化因素的影響，那麼你當然不會覺得一定得受傳統的限制，就是弟兄的靈命必須比較優越、穩固。你會明白，新約對這件事容許人有自由，同時又鼓勵夫妻彼此尊重、相愛，在婚姻裡追求靈命成熟。即使對保羅的教導採取直截了當的解釋，一旦了解保羅思想的寬闊面，我們也將獲得同樣的結論。

保羅似乎更鼓勵夫妻關係要彼此順服和合作，而不是規定嚴格的屬靈角色模式。最後，無論你對經文採取什麼樣的解釋，事實上都將獲得同樣的結論，即每對夫妻之間的屬靈成熟度各不相同；但最重要的是，彼此都願意跟隨基督，在主裡不斷長進，願意成為對方已蒙恩得救的屬靈同伴。

12

你們的個性相配嗎？

當拿丹和希西莉亞結婚時，他們均對彼此可以共同服事主抱著很高的期望。就拿丹所受的神學裝備和希西莉亞教主日學的經驗而言，他們看來是非常理想的一對。拿丹畢業後不久即與希西莉亞結婚，並立刻接受神的呼召，前往新英格蘭牧養一個新興的教會。

四年之後，這家教會在他們的牧養之下，人數原本不到五十人卻增加到兩百多人。希西莉亞和拿丹廣為會友接納和愛戴，他們兩人也孜孜不倦地在做牧養工作。這群年輕的信徒非常熱心，已準備在一位會友慷慨捐贈的土地上，興建他們的第一幢聚會處所。

在這些因素之下，拿丹卻考慮接受堪薩斯市一間新開拓的教會的聘請。這令希西莉亞十分震驚，她無法想像怎麼可以讓這麼順利的服事半途而廢，而且一想到要離開這群這麼依賴他們的人，她便覺得這簡直就是拋棄。同樣的，拿丹對於希西莉亞無法理解他對這項新冒險的熱心，也感到十分震驚。他一點也不認為這麼做是開溜，反而覺得現在這個教會需要從新血獲益。他堅決地表示：「我們已經把這裡該做的事做完了。」「我們點燃了火苗，現在該是由其他人來煽起大火的時候了。」

連續好幾個星期，只要一提起這件事情，他們便鬧僵，彼此關係緊張。最後他們協議一同找一位輔導協談，看看應該怎麼辦才好。經過三次協談後，這位輔導的結論是：「我根本無法告訴你們該怎麼走。你們兩人的理由都非常正當。你們所面臨的問題乃是由於個性上的基本差異。拿丹的本性喜歡新的變化和冒險，而希西莉亞則喜歡守成。你們最好坦誠地面對你們的個性差異問題，找出折衷之道。」

不同的動機

拿丹和希西莉亞的例子把我們帶到另一個問題的核心，就是我們必須探討——**個性相不相配**的問題。這個例子提醒我們，當兩個人的基本動機不同時，即可能引發意見衝突。

聖經證明，神塑造每個人都擁有獨特的動機模式，所以我們天生對生活中的事情會有不同的反應。我們每個人都本能地喜歡某種活動和某些嗜好。我們個人判斷什麼選擇是對自己最有益處，甚至判斷對、錯的基本問題，都受這個模式的影響。這個模式的核心就是所謂的個性，或我們對生命獨特的心理傾向。[1]

神給每個人不同的個性，這看法並非所有的信徒都能接受。許多人視個性為被基督磨掉的老我。然而，聖經從未提及這麼屬靈的個性觀。相反地，詩篇第一百三十九篇 13 節說，神創造我們的「肺腑」，希伯來人用「肺腑」來形容人的個性或獨特的情感生命。[2] 保羅在哥林多前書第十二章 4 至 6 節也提到同樣的觀念，他說，神賜給我們每一個人不同的「**功用**」（working），這個詞的希臘原文意指「賦予活力」或「引起動機」。

那麼，新約說：「若有人在基督裡，他就是新造的人。」這又是什麼意思呢？了解這句話的關鍵在於，當新約提到我們在基督裡的新性情時，並不是說我們的個性已經廢除了，而是說我們的個性被神調整了。這前後兩種性情指的是我們的個性有不同的傾向；在舊性情之下的老我是反抗神旨意的，在新性情之下的我則欣然回應神的旨意。然而，無論是抵抗或順服神的旨意，我的反應仍舊是依照我獨特的個性而來的。因此，我們發現聖經有幾百個例子，都是個人按著他們本身非常獨特的方式，真心順服神的旨意。我們個人的個性，正是神的形像在我們身上的印記。[3]

個性在擇偶上的重要性

幸好我們每個人都可以採取一些步驟，去了解我們的個性。「認識你自己」這句古諺說得再清楚不過。透過了解生命中最重要的根本——即動機傾向，我們將獲得寶貴的洞察力，不只能洞察神對我們的生命如何設計，同時也能體察神要我們如何運用祂的這些設計。

談到這一點，就不得不提及，我們很可能在選擇對象時，誇大了個性因素的重要性。近年來，講求個性相配的觀念十分盛行，某些圈子的人對個性合不合的問題，甚至已到癡迷的地步。流行的理論一大堆，這些理論都保證，透過分析某單一因素（例如血型、家中排行、代表個性的顏色、紫微斗數等，無奇不有），可以解開個性的謎題。接著，他們會未卜先知地宣布，你必須跟某一類個性的人結婚，這樣婚姻才會幸福。每一種理論都主張，某些個性組合的婚姻必定成功，另一些則注定要失敗。

然而，只要稍微環顧一下周圍的例子，你就可以發現這類極端論調的謬誤。隨便找個例子都可以發現，事實上你所能想像得到的任何一種個性組合，都可能發生在幸福的婚姻中。同樣的，我們也不難發現，有些個性看來非常相配的夫妻，婚姻卻不幸福。常識告訴我們，個性不是決定婚姻成敗的神祕鑰匙。

事實上，任何一對夫妻的個性組合，都有它天生的優、缺點。如果兩人都成熟，而且在其他方面也相配，則任何一種個性組合都可以保證婚姻美滿。否則的話，即使是看來個性最相合的，如果其他因素不相配，那麼；不管是什麼樣的組合，結果都會是一場災厄。

當然，了解彼此的個性是頗有益處的。但是，了解彼此個性的價值在於協助你明白，你們最可能發生衝突的地方在哪裡，而不是給你神奇的答案，使你知道是否該與對方結婚。我們不應該認為，個性是某種神祕因素，超越其他結婚所必須考慮的因素之上。

舉例來說，拿丹和希西莉亞的衝突並不代表他們的個性不適合結婚。事實上，他們兩人十分相配。他們所顯露的衝突是，他們並未充分了解彼此個性的差異。他們在邁入婚姻之前，應該清楚地了解彼此之間不同的動機模式。後來當他們評估這些差異時，他們相當願意調整，這便是相不相配的真諦（他們的解決之道是：繼續在新英格蘭這家教會待一年，然後尋求新的機會；並且自我允諾，未來無論在哪一家教會服事，期限不超過五年）。

我給考慮結婚的情侶的建議是：先衡量我們探討過的其他因素相不相配，即：你們是否都對對方有顯著的憐愛之情？彼此的友誼是否堅固？彼此的性吸引力是否夠強烈？你們在攸關彼此的學識與屬靈上是否相配？然後再仔細檢視，你們對一些重要事項的期許是否有共識（詳見下一章）？最後，再審慎考量你們是否都已預備好終身相許？你們是否有很好的證據可以支持這些結論？

此刻，你們應該已擁有充分的資訊足以作明智和自信的抉擇。如果你們決定結婚，那麼就得更進一步觀察你們彼此的個性差異。你們可以一起做個心理測驗或一起參加某種活動。然後談談測驗結果，或找專業的心理諮商員或可信賴的朋友討論心得，找出在你們的關係中有哪些優點和缺點，然後仔細衡量彼此必須做的調適和妥協。

但是，你們必須在知道這些結果之前，就決心願意做一些調整。如果你很在乎對方，而且成熟到適合結婚的話，你**會願意**調整自己。但是，如果你已經確信你們應該結婚，就不要讓不完全可靠並主觀性強的個性分析結果阻礙你的決定。如果你不確定應不應該結婚，也不要因個性分析結果樂觀而決定結婚。你只能將個性分析作為進一步協助你睜大眼睛考慮結婚的參考。

了解彼此的動機模式

究竟該採取什麼樣的步驟，才能更了解你們的個性呢？教會、心理諮商中心或大專院校的就業中心所提供的，任何標準化的性向測驗都能幫助你們。這些機構不但可以為你們提供相同的測驗，而且有夠資格的指導可以解釋測驗的結果。

如果你們比較喜歡不求助外人，我建議你們做一項簡單、有趣的活動。[4] 找一段你們都很空閒沒有任何壓力的時間，並找一個安靜的環境。首先，你們兩人共同決定要採用哪一種性向分析的方法。如果你們尚不熟悉任何特殊的方法，可以運用傳統的方法「希波克拉底」（Hippocratic）模式。這個方法雖然有所限制，但是它能提供清楚的線索，有助於彼此討論。甚至基督徒心理學家杜尼耶（Paul Tournier）肯定地表示，儘管它有所限制，這個「分析法……仍舊是最好的。許多作家所區分的個性類型與這個分析法所得的結果，差異性很小，即為明證。」[5]，這個分析法區分出四種明顯的個性類型：

- ☑急性子——行動傾向派，擅於領導、改革，能獨立完成任務。
- ☑樂天派——傾向感情豐富、具同理心。
- ☑憂鬱型——善於思考、分析。
- ☑冷靜型——善於維持秩序、接受現狀。[6]

要確定你們兩人對每一種個性類型的定義，都有一致的看法。接著花三十分鐘的時間安靜回顧你的一生，用筆和紙記下你想到的事情。試著認出從小到大有哪些經驗對你而言是最成功、最有意義的。做這個試驗時，要像墨水痕跡的測驗一樣：以第一印象為準。請用一句話描述你想起來的每一件重要成就。記下對你而言是非常重要的經驗，無論你覺得別人是否也對此事印象深刻。你可能想起在五歲時就成功地擠出檸檬汁、國中二年級通過代數考試，或三十歲拿到博士學位等事。你們必須各自記下二、三十個經驗。

寫好之後，彼此交換看。然後花十五分鐘的時間，讓兩人都安靜地思想對方寫的答案。把這些答案視為指出動機模式的地圖。試著在他（或她）列為重要的成就中，整理出他最基本的個性特質。這些特質顯示出他有領導慾（急性子）嗎？或傾向喜歡探索進一步的了解（憂鬱型）？或善於享受生活（樂天派）？或生活更有秩序（冷靜型）？最後，寫下你的評估結論和你對對方其他事情的了解，然後依次列出你認為最足以代表他（她）的個性類型。接著分享你們的結論。

當然，如果對方覺得你的描述不正確，應該給對方辯解的機會。仔細聆聽他辯解的理由，如果有必要，修正你的描述。但是，假如你們的看法有嚴重的差異，則真實面可能界於兩個極端之間。

最後，雖然不盡完美，但是接受對方對你的描述，至少把它看成是一個可以繼續探討的線索，和討論你們婚姻關係的基礎。誠實地面對在你們的關係中可能隱藏的優缺點。特別注意你個性中的顯著之處，可能會如何影響你對生活的回應和對彼此的回應。

不同的個性如何互動

一旦了解你們個人的動機模式，你可能發現要找出雙方的優缺點並不難。一些典型的個性類型如何互動的例子，將有助於了解你們的優缺點。再次提醒你，我列舉這些只是為了簡化，需知不可能有人完全地符合這些理想的典型。

急性子／急性子：兩個都是急性子傾向的人所締結的婚姻，將具有非常強烈的領導潛力。如果你們對追求的目標有共識，將煽發彼此的工作熱火，對那些與你們共事的人將是莫大的幫助。但是，這類個性組合彼此掣肘的可能性也很大。這樣的夫妻，兩人都必須有很多的憐愛之情和耐心。

急性子／冷靜型、樂天派、憂鬱型：急性子的人若與其他類型的人結合，將為彼此的關係帶來前進和充滿活力的優點。急性子的人會鼓舞樂天派、憂鬱型或冷靜型的人設定目標，突破後三者無可避免的惰性傾向。同樣的，這三類型的人也可能對急性子產生互補的影響。樂天派的人可以加深急性子的情感；憂鬱型的人可以協助急性子更深思熟慮地面對人生；而冷靜型的人則可以激發急性子所欠缺的耐心、謹慎和組織技巧。但是，急性子也可能不耐煩樂天派善變的情感，受不了憂鬱型的分析精神或冷靜型的拘泥細節。同樣的，後三者也可能無法忍受急性子對生命的旺盛衝力，以及對成就感和目標的迷戀。

樂天派／樂天派：兩人都是樂天派的婚姻組合，將產生具有高度同理心的婚姻，能對兒童和其他人有極深的憐愛。但這種組合的危險性是缺乏紀律，因為樂天派的人容易受情緒影響。

樂天派／憂鬱型：而在樂天派與憂鬱型的組合中，樂天派對憂鬱型愛思考、探索問題的個性，會予以情感上的支持。樂天派的人並且會幫助憂鬱型的人更能享受生活，破除陰鬱的情緒。而憂鬱型的人也能幫助樂天派的思想像感情一樣豐富，不憑一時的衝動，並且擺脫樂天派容易太快憑本能斷事的個性，而去看事情不同的層面。這類組合的危險是沒有耐心，樂天派受不了憂鬱型的深思熟慮，而憂鬱型受不了樂天派的善變。而且，樂天派因為具有高度的同理心，所以很可能陷溺在憂鬱型的低沉情緒中，無法處理狀況，也無法像憂鬱型的人那樣，經常可以從中獲取具有創造力的益處。

樂天派／冷靜型：在這種婚姻中，冷靜型將為樂天派缺乏秩序的生活帶來紀律，而樂天派也會促使冷靜型更能辨識、體驗情感。同樣的，這種組合和其他組合一樣，夫妻雙方都很需要耐心和包容。樂天派可能認為冷靜型太憂鬱了，而且責備冷靜型的人缺乏感情；而冷靜型則會覺得樂天派的性情浮躁、善變。

憂鬱型／憂鬱型：這種婚姻的明顯危險是情緒低落沮喪。兩個憂鬱型的人在一起，會讓雙方都沉溺在好分析的性情中，而忽略了生活的實際。但是，這樣的組合有時候也可能激發出重大的藝術與學識成就，而且他們很有辦法激勵對方突破目前的界限。如果雙方的個性都成熟，這類組合的婚姻會非常成功。

憂鬱型／冷靜型：他們如果彼此接納，尊重對方的特殊才能，則會是非常傑出的組台。冷靜型可以幫助憂鬱型具備達到目標的組織能力。相對的，憂鬱型將促使冷靜型加強思想深度。同樣明顯的，這兩種類型的人可能對對方的個性，感到不耐煩和無法忍受。

最後，**冷靜型／冷靜型**：是所有組合中最不容易起衝突的，因為他們都天生傾向於禁慾，而且十分享受家庭生活中不斷重複的瑣事。這類組合在本質上的危險，包括無趣、對子女的氣質差異不敏感。

雖然，任何兩種個性的人結合在一起，都有它美妙和特殊的潛力，但是也有其弱點和潛在的問題。只要彼此夠成熟、有憐愛之情，則任何組合都能發揮良好的婚姻功能。這些再次提醒我們，婚姻是為成人預備的——會把彼此的差異看作是刺激雙方的成長，而不是威脅，並且決心好好討論這些差異；最後，看重兩人之間的關係，而把自己的個性放在一邊。

這也提醒我們，雙方都有必要擁有婚姻以外的友情和團契關係，這些關係能激發個人的優點和成長，彌補婚姻關係中比較弱或易受傷害的地方。婚姻固然是人類最重要的一種關係，但是，你絕對不能期待它滿足我們所有的成長或友誼需求。

13

你們的期許一致嗎？

我剛信主不久的時候，某個主日傍晚聚會完，我問幾位朋友願不願意和我一道去觀賞一個老朋友的演唱，地點就在車程約一小時的馬里蘭州瓦朵夫市（waldorf）。我們要去的那地方，說得客氣一點，是一家下等的酒家賭場，我以為其他人也知道。

答應同行的人當中有一位姊妹，她要求我們先載她回家，換件衣服再去。於是我們順路先送她回家，然後在車上等了她一會兒。最後，她居然換了一件非常迷人的高級禮服。

途中終於有人鼓起勇氣問她，為什麼要為了我們想去的那種場合，換上這麼好的衣服，難道她不知道瓦朵夫那地方沒有什麼高級的俱樂部嗎？她驚訝地回答：「我以為你們是說要去瓦朵夫大飯店。」

這件事便是期待錯誤的典型例子。在這個例子中，我以為我的朋友非常清楚我們要去哪裡，結果她顯然對我所說的事情下了相當不一樣的結論。

期許不同，對兩個準備邁入婚姻的人而言，是更嚴重的問題。每個人總會對兩人終生生活在一起有不同的假想。即使彼此無意欺瞞，但仍可能心存一些對婚姻的期盼，是對方無法了解、無法分享的。誠如上述的例子，有一方的期待是瓦朵夫大飯店，而另一方心裡所想的卻是另一回事。

因此，考慮結婚的情侶一定要花一些時間，好好討論，比較彼此對婚姻的期待，並誠實地審視你們的期待是否能吻合。誠如我們已討論過的，意氣相投和具有彈性是婚姻的關鍵因素。即使是最具有彈性的人也會對婚姻有所期待，這些期待與他（或她）對成功婚姻的理念密不可分。我希望本章可以讓你仔細地審視，你們的期待是否在一些重要的層面上都配合得很好。

你會期待的若干重大事項

男性與女性角色。無論你們對男人為首的問題有何結論，仍然還有許多問題有待彼此好好解決。羅勃（Robert Mason）和凱若琳（Caroline Jacobs）在《怎會選錯伴以致終生不幸》（*How to Choose the Wrong Marriage Partner and*

Live Unhappily Ever After）一書，把對男女角色看法的衝突，列為導致婚姻關係惡化的二十八大因素中的禍首。[1] 我同意這個說法，因為我已經目睹這個議題是許多基督徒婚姻破裂的一大主要因素。

我發現，在基督徒的婚姻中對男女角色的爭議，最常見的是男方期待傳統的安排，而女方則期待有更大的自由。即使是主張男女平等的夫婦，也會面臨許多實際上的角色問題，並可能引起衝突。作妻子的是否期待外出工作？若是這樣，她是否擁有與先生相同的自由，可以追求生涯發展？一旦有了孩子，雙方是否期待對方能削減工作時數，或用其他方式肩負更多的教養責任？誰得半夜三點起來給小孩換尿布？至於那些永無止境的家務責任——煮飯、打掃、整理房子與院子、付帳、預備招待客人等等，又如何呢？兩人如何分擔這些負荷？

我的用意不在於建議男方優於女方或女方優於男方。這個問題同樣有許多種可行的模式。重要的是你們兩人協定要怎麼安排。

學業目標。許多人經常期待婚姻中有一方能賺錢，以便讓另一方順利完成大學或研究所的學業。若是如此，等到他完成學業，另一方是否期待他有所回報呢？在結婚前，一定要在這件事上有清楚的協定，因為男女雙方很容易對這件事情有誤解，並且傷感情。

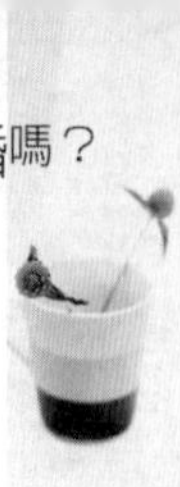

生活水準。我們經常聽人說婚姻最好門當戶對，譬如說，一個在鄉下大家庭中長大的女孩子，便不適合嫁給出身都市的男人。事實上，經濟條件門不當戶不對的人有時婚姻也很美滿，那些經濟背景類似的人有時也不見得成功。對於這種事，期待可說是關鍵的因素，至於過去的背景則屬其次。如果兩人對生活模式的期待相同，則家世背景寒微的男人，也可能與比佛利山莊的高貴女子共譜幸福的婚姻。同樣的，家庭背景相似的兩個人，也可能各有截然不同的志向。

當然，對你們的經濟遠景抱持彈性的看法也是必要的，因為你永遠無法預測你們未來的財務會如何轉變。除非你們已經對日後想要擁有的生活水準有合理的協議，否則由經濟問題而引發的衝突會相當可觀。

討論你們彼此對生活水準的渴望固然重要，但是釐清彼此的價值觀一樣重要。你們是否會因道德、屬靈或服事的因素，而影響彼此對經濟遠景的看法？不要以為你們兩個人都是基督徒，便會在這個問題上自動同心合一。

有些基督徒認為，生活應該越簡單越好；有些則認為，他們的生活水準應該有個清楚界定的上限；另一些基督徒則堅持，你不應該限制神可能厚賜給你的祝福。基督徒在施予的問題上，也同樣各有不同的意見。你計畫拿出多少薪水奉獻出去？你願意為什麼樣的事工奉獻？

要確定你們都清楚對方的「需要」和「慾望」是什麼。

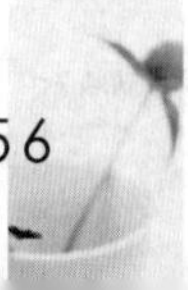

這些便是你們的渴望和價值觀需要密切妥協之處。

職業目標。除了男女角色的問題之外，你們其中任何一人是不是有會影響家庭生活的職業目標，以致令對方無法接受？一個志在當牧師的男人，很難與一個極度渴望保有家庭隱私權的女人共度婚姻生活。志在當醫生的女人，需要一位能忍受不規律生活的丈夫。

有時候有基督徒問我，結婚是否應該成為重新考慮職業目標的理由。譬如，假設你一直計畫成為宣教士，但是，現在卻有個機會要嫁給一位並未獻身宣教，或不願意過異文化生活的人。那樣，你是否應該為了要與這人結婚的緣故，而改變你的生涯計畫？（這個問題大部分是那些正要邁入宣教或相關服事的人，最常問我的問題；但是，有時其他人也會問起類似的問題。）

我的答覆是，這要看你背後的動機是什麼。這條事奉之路是否合乎你的恩賜，和這項服事的動機是否比其他的動機還強？如果是，那你就應該找一個能支持你的對象。如果你不很清楚你最大的恩賜和動機在哪裡，你就當自由開放地對生涯方向保持彈性的態度。神可能用其他的環境，也可能用婚姻來引導或更改你前面的道路。不幸的是，我們的基督教文化在這一點上，並未使你覺得容易作決定。有些教會的教導是先找方向，再找對象。如果你想嫁（娶）的那一位無助於你的職業目標，那就再找別的對象（誠如諺語所言的優先順序——主、事奉、對象）。

但是，聖經並未限制我們在一些抉擇上，必須遵守如此嚴明的次序。當我們想到保羅奉勸那些想要結婚的人，如果有機會，便要盡力持守最優先的要務時（林前七），我們也得承認，有時候選擇對象是應該先於選擇生涯方向。這種情形因人而異，但是我們千萬不要限制在僵硬的模式中。

我也經常聽見這樣的教導，就是神「呼召」信徒去從事某件工作，他們就要一輩子做到底。許多人以為，一旦他們感覺有強烈的感動要他們從事那個職業，從此以後他們便沒有權利重新考慮別的。然而，像那樣的感動通常只是一種心理上的經驗，促使你洞察自己最深處的渴望：但是，這卻不是從神而來的指示，和一定得遵行的命令。[2] 神只是藉由感動幫助你了解，你當時最想做的事情是什麼，這不應該被當成是永遠不變的命令。你對感動的體會是依據當時對自己、神和時機的了解而來的。當你的理解力不斷成長、改變之後，你對這一生想做什麼事的感動，也會有所不同。

當我們審慎地察閱聖經對這一件事的看法時，我們會發現，大多時候神不是透過令人目眩的啟示告訴你，祂希望你往後一生做什麼事；祂乃是每天賜下新的亮光，叫你知道祂為你一生所安排的計畫。結婚的際遇可能是神所啟發的其中一步。

無論如何，你不應該對重新考慮生涯計畫有罪疚感。你也許決定、也許不決定讓結婚的機會成為你必須重新思考道路的原因，但是你至少應該自由、釋放地去考慮其可能性。

要生幾個小孩、什麼時候生。許多即將結婚的人對這問題都泰然處之——讓時間和環境來決定一切。但是，有些人就堅持家中要有多少成員，而有些人卻不渴望有小孩。在結婚之前，這些事也要考慮清楚。

姻親關係。姻親是否將與你同住？你希望配偶的家人介入你們家庭生活的程度有多少？每個人對這件事的看法都不相同，此事很容易變成夫妻吵架的原因。

對社交生活的期許。你們兩人希望多參與社交生活或多私下共處？你們其中任何一方是否強烈認為，在某些特定的社交活動、團體或親友同事之間，你們兩人一定得共同參加？你們其中是否有一方很好客，但是另一方渴望擁有安靜的家及獨處的時間？

共處的時間。你們彼此是否都非常重視私下共處的時間？你們是否都有強烈的需要，想經常撥出一些時間單獨在一起？

對地理環境的期許。你或你的配偶是否只有住在某些地方（諸如：都市、鄉村、郊區、種族區）才會感到愉快？

休閒娛樂的渴望和嗜好。同樣的，許多夫妻對這個問題的看法也相當有彈性。但是，有些人的確強烈地認為，他們應該和配偶共同參與某些休閒娛樂活動。不要理所當然地以

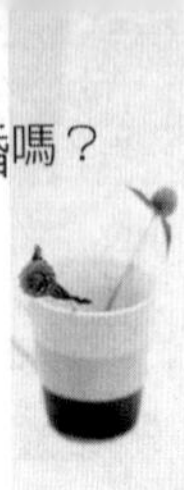

為你們兩人對此事的看法一定得相同，而要徹底談談。

記下你自己的期許清單

以上這些期許，是夫妻必須以不堅持己見的成熟態度來面對；但是，我所提到的只是眾多期許中的一部分，盼能藉以拋磚引玉。毫無疑問地，你還可以想到其他一些意義重大的期許。我非常鼓勵你們個別列出自己對婚姻的重要期許。如果你發現有一項期許與對方不合，甚至無法溝通、協調，那麼我建議你們最好不要結婚，除非這個歧見能解決。

另一方面，如果你們的眾多期許都很和諧，或彼此都不堅持己見，那麼你們便又多了一項相配的條件。如果你們在本書已經討論過的那些方面，都處得不錯的話，那麼本章所探討的主題，便是你們可以有信心地作結婚決定的最後一個綠燈。

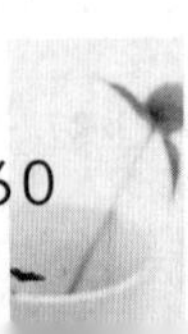

14

最後的決定

如果你已經有要好的對象，而且在讀這本書的時候，你一直在考慮是不是要跟他（她）結婚；此刻很可能你已經做好決定了。因為過去一直令你裹足不前的某個問題，現在已不那麼要緊了；或者，正因為探討了若干方面相不相配的因素，已讓你能夠決定你們之間的關係要如何發展。

但是，你可能還在猶豫不決，不知所措。你可能已相當確定要結婚，可是還缺乏足夠的信心。這或許意味著你們還需要更多的時間進一步認識。但是，也有可能你已經知道負責任的婚姻決定所必要了解的一切事情。以下所有條件都適用於你嗎？

☑你和你的結婚對象至少都在二十五歲以上。

☑你們的交往已經足足兩年或更久。

☑這段期間內，你們已經花了相當多的時間在一起。換句話說，你們這段感情不是聚少離多；你們經常共處，而且共同經歷過各式各樣的狀況。

☑你們彼此的溝通良好。

☑你們已經審慎地衡量過，彼此在一些重要關鍵上相配與否，且發現彼此非常相配。你們也都成熟到可以結婚的地步。彼此都沒有什麼危險性格或嗜好。

☑你們沒有因為結婚而可能受嚴重影響的事情（諸如：生涯方向或準備繼續深造的決定）。

如果你們都符合這些條件，那麼你作決定的時機已相當成熟。如果你不確定你們是否已經可以結婚，那就再考慮下列各項因素：

□你還能獲得哪些額外的訊息，可以讓你更有信心作決定？

□如果多等一陣子，能使你位於更有利的立場，作明確的決定嗎？為什麼？

□晚一點作決定能使你獲得什麼益處？

如果你對上述每個問題無法提出好的答案，那你很可能已經位於適當的立場，足以作出能負責任的決定。

但這並不意味著，你就應該在這個時候勉強下決定。如果你們兩人都對不談結果的交往感到安適，那你當然可以安然地不許下承諾。但是，如果對方確信你們應該結婚，而且渴望與你結婚，那你就該對他（她）負責。試著採取步驟改變你自己的感覺，尤其是當你已有相當程度的確信，只是覺得還需要有最後的確認，那麼你更應該如此行。如果你的情況正是這樣，我極力建議你進一步採取以下兩個步驟。

找人協談

首先，選擇至少三個你敬重的人，詢問他們是否願意與你協談，給你一些作婚姻決定的忠告。雖然集體晤談有其優點，但是也許個別找他們單獨談，你的收穫會最大。這三個人當中至少應有兩人是已婚者，且擁有多年幸福的婚姻生活。當然，若同時找這對夫妻談也很好。如果你和父母關係良好，也可以找父母談。牧師、專業心理諮商員也是很好的商量對象。

你應該明確地要求每個諮商者與你晤談一小時，選擇一段彼此都沒有急事要辦的時間，和不會被打擾的環境。當你們晤談時，如果他（她）對你的結婚對象還不熟悉，你應當告訴他有關你們的交往情形，並闡述你認為贊成或反對邁入這段婚姻的看法。詢問他們是否有哪些更進一步的問題是你應該考慮的。接著要求他們，是否願意大膽地針對你應否結婚下個結論。

有一個原因，你可能會拒絕我的建議，那就是你害怕別人可能並不想真正幫助你。你覺得這樣太打擾人家了，如果他們願意與你約談，那可能只是勉強答應罷了。我敢保證，大部分的人都非常樂於給別人一些意見，當他們被要求給建議時，他們會覺得受寵若驚，何況是關乎婚姻那樣重大的事情。我想，你一定會發現大部分的人不只願意，而且非常高興能與你談談這件事。即使是非常忙碌的牧師，也會因為處理了一樁令人愉快的婚姻協談，而在許多消磨時間又費心神的事務中，精神為之一振。（我惟一的建議是，要明確地要求只談一小時，不要讓協談拖延超過一小時。如果對方希望再多談一些時間，很好，但是這方面應當由對方主動提出。）

另一個使你躊躇而不敢找人協談的原因是，你害怕別人會用很屬靈的眼光看待這件事，而未直接顧及你的感受、需要。你擔心所得到的答案會是諸如：「別操心，時候若到，你就會感覺十分平安地往前走。」或是「讓神向你彰顯祂做事的方式和時間吧！」你甚至可能害怕，他們會使你覺得把婚姻的決定這件事當成問題來看，而不等候神清楚的帶領，是非常愚蠢的。

萬一你真的很不智地找了把問題屬靈化的人協談，那就有風度地感謝他們所提供的真知灼見吧，因為他們的出發點可能是非常熱心、可敬的；雖然如此，你還是應該繼續尋找願意更直接面對你的問題的人。最重要的是，不要讓那個以屬靈眼光解答你疑惑的人，在你採取更務實的方式作決定時，使你的心裡產生罪疚感。別忘了，你和他們一樣屬靈，而且絲毫不差；你只不過是在尋求如何順服神的旨意，並用祂所賦予的理智作出負責任的決定。

有許多人將會給你深思熟慮和敏銳的回應。他們必定會重視你所掙扎、困惑的問題，且極其樂意與你商討對策。關鍵在於，你必須謹慎地挑選協談的對象。

至於如何評估你所獲得的忠告，你應該抗拒試探，以為任何人給你的便是最終的答案。尤其是當你所諮詢的對象是你最景仰的屬靈權威、父母或性格很堅強的人，更不要以為他們的意見便是終極的答案。你固然應當尊重他們的意見，並仔細地衡量；但是你也應當將其勸言視為**忠告**，而非預言。別忘了聖經視勸言的價值，不在於給你類似巫婆從水晶球得來的神諭一般，而在於激發你的思考力，引發你更深、更清楚地思索問題，以新的眼光去留意新的選項並去體察舊的選項。最後，在神面前作決定的責任還是你自己要擔負。即使最後所作的決定與任何人給你的意見都不一樣，你從尋求諮商的過程中，還是獲得了很大的益處。

當然，如果所有人都勸你作同樣的決定（結婚或不結婚），很可能這便是你應當聽從的忠告。此刻，這證言的主旨在於更強烈地對你顯示，為什麼你不應該走這條路。雖然有時候這類證言可能應驗；但是，聖經中有許多例子都是只有一個人才是正確的，而其他多數人的意見反而是錯的。重要的是，你對你所作的決定，必須有個清楚的理由。腦筋清楚的思考應該是你追求的目標。通常，找多數（或至少若干）的諮商者，有助於你達成此目標。

個人退修

在你找若干人協談過之後，我建議你獨自去退修。我確信個人退修的價值，起因於我自己的經驗。一九七三年冬天一天半的安靜退修，使我第一次清楚我真的希望娶艾薇。我花了一些不慌不亂的時間去思索整件事，這極小的時間投資所得到的利益真是無法形容的。

我所謂「個人退修」的意思是指，空出一段時間親近神，向神禱告，透徹思考你的決定。我建議你至少花一整天的時間，也就是從你起床以後到就寢的這段時間。如果你有空騰出一整個星期或幾天的時間，那就用這些時間退修。

我發現大部分的基督徒連一天也不曾退修過。他們拒絕為了退修，把其他責任丟開，而花那麼多時間獨自安靜。我不禁要問，你付得起**不**退修的代價嗎？除了跟隨基督的決定之外，還有什麼決定會比婚姻抉擇更重要？

你應當選擇令人愉快、能安靜深思的環境退修。那應該是個可以遠離日常庶務，並且不會被打擾的地方。地區性的、省立的公園或國家公園，視其氣候與季節因素而定，可能會是一個不昂貴的絕佳退修環境。飯店的臥房，尤其是位於海邊或度假聖地的旅館也好。如果你家附近的地區可以找到基督徒退修營地的話，那是最好不過的。許多供應團體餐點的會議中心，也有提供個人安靜退修的服務，而且價格往往比商務飯店的費用還要低。

個人退修時該做些什麼？

我建議你先從閱讀聖經開始，以便將心思意念集中在神的恩典與能力上。挑選幾篇詩篇慢慢地閱讀和思想，這是相當不錯的主意。接著便是禱告的時間，最好一小時以上，其中至少花大量的時間，來感謝神在過去的歲月中供應你的需要。

特別集中心力為人際關係禱告，尤其是為你此番退修刻意要禱告的那一位對象禱告。感謝神讓你們兩人能在一起，同時也為你所能想到的任何積極面來感謝神。感謝祂讓你經歷這段感情的挑戰，為任何一點你所能想到的向神禱告。更感謝神讓你對未來充滿信心，就是你深知祂將在祂的計畫中保守、帶領你，祂的計畫反映出祂對你最美好的旨意。

接著求神引導你作婚姻的決定，給你基督的心作這決定。求神賜你剛強的力量，好行出祂的旨意並跨出信心的步伐；求神賜你平衡的思考，使你避免非理性的理想化或太快妥協；求神在你和對方的生命中施行祂最美好的旨意。

其餘的時間，則用來思索你的感情和未來的發展，盡可能地透徹思想結婚的可能性。攜帶本書去退修，重讀第三單元，以便認清你有必要考慮的每個事項，這將對你有所幫助。仔細地考量你們的關係，記下正面和負面的因素。列出兩欄你贊成結婚與反對結婚的理由。然後，反省這張清單，考量哪方面看來更適合你。

隨著當天的消逝，你要仔細地記下，是否有個想做什麼事的意念強過其他的意念？你是否傾向結婚，或不想結婚，還是傾向等候進一步的洞察？不要尋求百分之百的確定感，大部分的人在心理上都不可能有百分之百的確定感。但是，你可以尋求究竟應該走哪方面的**確據**。如果你合理地覺得確信應該結婚，我認為這便是此刻可靠的意念。這便意味著你有正當的理由可以跨出信心的步伐。那就繼續往前走，下決心去結婚吧！萬一你作的決定是錯的，相信神在接下去的那幾天，必定會讓你清楚地看出錯誤來。

如果你的確信還不夠強烈，你當然不應該催促自己下決定，而是應該決定等候進一步的察驗。如果你強烈感覺自己不應該結這個婚，你就必須誠實地跟對方說明。向神禱告，求祂賜你愛心與細心，去與對方分享你尋求之後的結果。

無論你作了什麼樣的決定，都要以感謝的禱告作結束。你要感謝神在這段期間內給你的引導，同時要求祂繼續帶領你的感情婚姻。也求神更正你可能作錯的任何結論，推翻你可能作錯的任何決定。

保持冷靜

在這樣的個人深思默想的時候，你可能會經歷一種強烈的感動，覺得應該選擇某一條路。你很容易認為，這種感動就是直接從神而來的啟示，你甚至會聽見有聲音告訴你該怎麼做。然而這多半是人心理層面的感覺，而不是神本身的直接指引。你將會發現你內心深處其實最想做的，或你認為你應該做的事情是什麼。這個洞察力就了解神對你的旨意而言，非常重要。如果你真正奉獻默想的時間給神，並祈求祂帶領你的思想，你就可以信任你所獲致的結論是出於祂的引導。這便是此刻祂要你計畫去做某些事的徵兆。

我在這一點上用字遣詞十分謹慎，因為這不像是在說神已經**直接告訴你**該怎麼做。如果你認為如此，你將易於相信，神已賜下無可改變的命令要你結婚，祂已經向你指明未來的方向。事實上，此刻你對祂旨意的了解，也僅止於你所領受的訊息而已。很可能神還會賜下意外的新訊息，以致你有必要改變你的決定。至少你得接納這種可能性，即使在你下定決心要結婚，到步入禮堂之前，你都應該敞開心面對這種可能性。

我的意思並不是說這樣的事很有可能發生。此刻看來似乎不可能再有什麼新的發現，足以扭轉你所作的決定。但是，我們沒有一個人知道未來將如何，所以變卦的可能性永遠不能低估。這又再次把我們帶到信心的領域，我們必須在走向婚姻的每一個過程中，憑著信心邁開步伐。

同時，即使你在個人退修期間，十分確定你應該結婚，你可能在作決定後和結婚之前，仍有一些掛慮，可能還會冒出第二種想法，這是很正常的事。除非有某些淩駕一切的理由，使得你必須重新考慮你的決定，否則你便應該堅守你的決定去結婚。如果你的情緒擺盪得太大，以致你不得不取消婚約，而其中卻沒有什麼強烈、清楚的理由，你應該審慎地省察自己的內心是否對委身有恐懼感，而使你無法邁入婚姻。請仔細閱讀本書第五單元的內容。儘管如此，我要再次提醒你，面對像婚姻這樣重要的終身大事時，會有些許害怕與遲疑，那是很正常的事。

尋求大致的確定感就好，不要尋求百分之百的確定，然後憑著這股信心往前邁進，即使有些憂慮會不斷地浮現也不要緊。

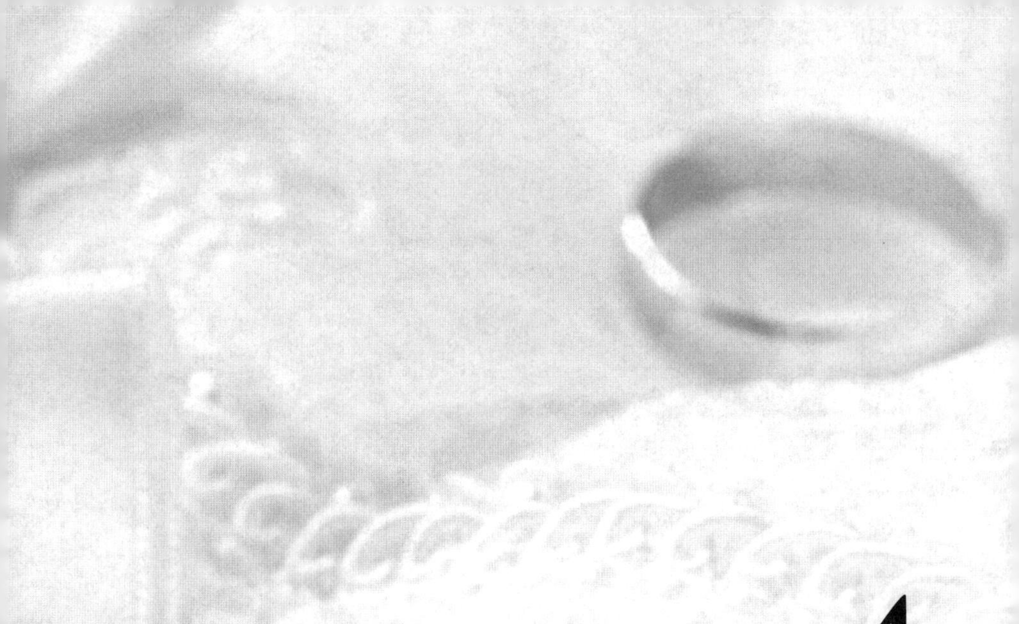

PART 4

如何處理**再婚**

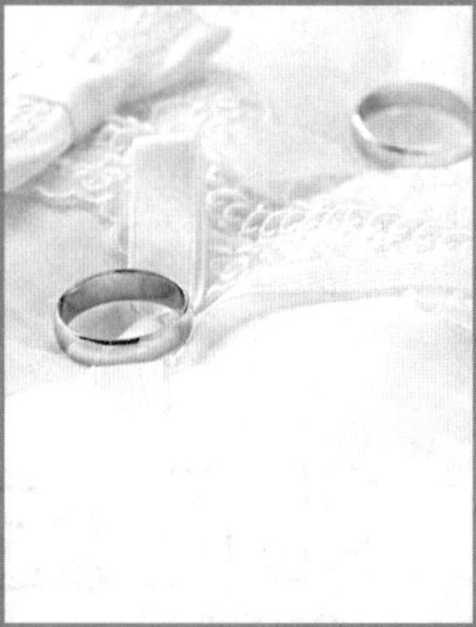

15

再婚：神所賜的一項具有挑戰性的禮物

傑米（三十九歲）與百基拉（三十六歲）在認真地談了兩年的戀愛之後，想要訂婚。他們在一些重要的方面都相配，在邁向結婚的路上也順利，但有一美中不足的地方，那就是……

傑米曾經與安琪結婚十年。雖然主動提出離婚的是安琪，然而三十歲的傑米欣然承認，他的不成熟是導致婚姻瓦解的重要因素。離婚反而點醒了他，使他知道要邁向成熟，並且下決心要迎接這項挑戰。過去這些年來，他努力去強化自己與基督的關係、參加各種離婚後重建的講習會、活躍於一個純男性的扶持性團體。近兩年來，他也接受一位諮商者的心理輔導。這位具有敏銳洞察力的諮商者帶給他莫大的幫助。

傑米的諮商者與牧師都深信傑米已預備好再婚，並且不會再重犯某些造成他首次婚姻被毀壞的錯誤。

然而，傑米與百基拉都絞盡腦汁地思考聖經中關於離婚與再婚的教導。他們不知道在神眼中，傑米是否有再婚的自由。他們都希望這樁婚姻完全是出於神的旨意，並非只是次好的選擇。

此外，傑米讀過非常多的離婚重建資料，這些資料強調二度婚姻的挑戰與危險，這也使他感到不安。他不知道自己是否預備好要決意冒險，也不知道這代價是否值得。

對百基拉而言，這種與傳統相去甚遠的情境中的一些因素，也使她感到不安。傑米的第一次婚姻有兩個孩子（分別是十一歲與十三歲），傑米對這兩個孩子有監護之責。嫁給傑米意謂著她將會成為現成的母親，並且要循例與傑米的前妻（安琪）接觸，偶爾也要與安琪的父母接觸。

百基拉也要面臨另一項挑戰（雖然是情緒上的，但卻是真實的挑戰）。百基拉從小就認為離婚人士是低能的、無能的傢伙。他們在一生中的最重要的努力都失敗了。她曾認定這輩子絕不嫁給離過婚的男人。傑米以及別的離婚人士與百基拉之間的友誼，卻使她對離婚人士改觀（以前她視離婚人士為失敗者）。然而，她仍然難以完全放下以前的感覺；此外，她也擔心她是不是過於輕易決定與傑米結婚。

令人不知所措的議題

對大多數的凡夫俗子而言，婚姻大事的抉擇是一件困難的事情。當一方或雙方是離婚人士時，其苦惱可能是超越於信仰的。像傑米與百基拉這樣情形的人們，我對他們感到同情；因為對他們而言，基督信仰的文化或世俗文化都無法使他們的婚姻抉擇變得容易些。

基督徒的圈子裡，許多看法都告訴那些處於像傑米與百基拉這樣情況之下的人說，神斷然不准他們結婚。許多人相信：離婚人士再婚是違背神的旨意。有人則深信：只有在某些條件之下（通常是如果離婚人士的配偶有婚外情或拋棄婚姻），神才允許離婚人士再婚。

那些處於傑米與百基拉的情況之下的人，雖然認為聖經允許他們結婚，卻仍然要面對其他令人沮喪的影響。有些專為幫助離婚人士重建而寫的文獻，有時候強調再婚的挑戰甚於再婚的好處，而且強調到使人麻木的程度；基督徒的文獻特別是這樣。其結果就是許多人到最後就把焦點放在再婚可能引發的問題，甚於把焦點放在若他們踏出信心的腳步，基督將會賜給他們的力量。

於是就有了一個問題，就是把離婚人士視為痲瘋病患一樣。對於「神的旨意與再婚」的爭議，無論採取何種看法，許多人都難以放棄多年來對離婚人士所抱持的偏見。即使其他各方面的信號都顯示可以結婚了，然而在意識或潛意識層次之中，這些根深蒂固的感覺使得某些人（像百基拉）難以坦然與離婚人士結婚。

我個人堅決認為許多離婚人士應該再婚，也需要再婚；此外，從未結過婚的人也將會發現結過婚的人是他們的最佳拍檔。在你用石頭打我之前（我了解在基督徒才智之士當中，這是值得辯論的一點）[1]，請你至少也聽聽我的理論基礎。即使我們彼此意見相左，希望我們仍然是朋友。

如果考慮結婚的一方或雙方是離婚人士，那麼對雙方當事人來說，對於「再婚是否合乎聖經？」的爭論是一個最大的典型絆腳石。既然如此，我們要在本章以及下一章看看這個爭論。然後再於第十七章考慮實際上與情緒上的挑戰。

福音書裡的難解經文

許多基督徒根據對聖經的研究而下結論說：神絕對全面禁止離婚與再婚。有的人則認為神允許在某些有限的條件之下離婚或再婚，但除此之外，一律禁止。採取「禁止離婚、再婚」之立場的人中，大部分都是根據福音書裡聖經的教訓。雖然在摩西之下的舊約律法准許離婚與再婚，然而在福音書裡有四段經文，耶穌將離婚與再婚等同於姦淫（太五31～32，十九3～12；可十2～12；路十六18）。

例如，在馬太福音第五章31～32節中，耶穌聲明了：

「又有話說，『人若休妻，就當給她休書。』只是我告訴你們，凡休妻的，若不是為淫亂【譯者註：本書作者所引用的英文版聖經譯為 marital unfaithfulness，中文和合譯本聖經譯為淫亂】的緣故，就是叫她作淫婦了；人若娶這被休的婦人，也是犯姦淫了。」

耶穌的確在此指出了原則與例外。原則上，離婚與再婚意味著姦淫；但如果是因配偶犯了「對婚姻不忠」（marital unfaithfulness）的罪，則是例外。耶穌在馬太福音第十九章9節再次指出這一點。然而，在這兩處對於「對婚姻不忠」的陳述中所使用的 *porneia* 這個詞的真正含義，學者們卻有不同的看法。有些學者視之為「姦淫」的同義字，但有的學者則視之為一個較為有限的辭彙，特指在訂婚期間的不忠或是特指亂倫的婚姻[2]。因為這個詞並沒有出現在新約的其他地方，所以我們難以確定到底耶穌如何理解這個詞，而且我們也許根本無法確知。

無論我們如何理解這個例外情況，毫無疑問地，耶穌大致上將離婚與再婚與姦淫連在一起。

然而，這項結論是一回事，如何將耶穌的本意應用在下述的真實生活中的情況則是另一回事。有人已經離婚，而且對他（她）自己在婚姻瓦解中的可責之處也誠心悔改，並且現在面臨一個再婚的機會。有些人相信，耶穌的教訓把再婚的可能性排除在外；持這個立場的人當中，大多數的人並沒有充分考慮到與離婚有關的罪的**可赦免性**（forgivability）。甚至根據福音書的經節而採取「禁止再婚」立場的最佳學者，對於離婚之罪的問題，通常未能充分地努力思考基督代贖的大能。

在使徒書信中，我們沒有找到一個陳述清楚聲明禁止基督徒離婚人士再婚。保羅在哥林多前書第七章對再婚提供了一些適當的提醒，就如同他對結婚提供了一般性的提醒；他並未完全明白地聲明一定不可再婚。耶穌自己也沒有講得這麼明確。當我們考慮到「決定再婚」所帶來的影響有多麼深遠，我們會合理地猜想：神也許會清楚明白地在聖經裡對再婚下達禁令。那就不會給基督徒才智之士留下爭議的餘地了。

耶穌說過的話與未說過的話

那麼，耶穌對離婚與再婚作出這麼嚴厲的聲明，其目的何在？祂的意思當然是勸阻離婚，並且對盛行縱容離婚的態度發出挑戰。祂當然是要強調神的理想，即：婚姻是永遠的，是兩人能進入的最具束縛力的委身。然而，祂並未說，在婚姻試探上失敗的人，既不蒙赦免也不可能有第二次機會。

耶穌的這些聲明有另一個層面。有時耶穌倡導嚴格的道德標準，並不是要把強制性的生活方式加之於人，而是要指出：要遵循神完美的道德律，是多麼地不可能。祂是要喚醒世人，要幫助人們明白人類是多麼迫切需要祂將提供的赦免（需要一位救主為他們取得天國的入場權）。祂是鼓勵人要謙卑，而不是為了要靠著自己的力量去過敬虔的生活，而作出強迫性的努力。

例如，在耶穌的登山寶訓（就在上述所引用的耶穌對離婚與再婚的聲明之前）中，祂聲明了：

> 「若是你的右眼叫你跌倒，就剜出來丟掉；寧可失去百體中的一體，不叫全身丟在地獄裡。若是右手叫你跌倒，就砍下來丟掉；寧可失去百體中的一體，不叫全身下入地獄。」（太五 29～30）

在這段經文裡，儘管耶穌清楚地警告：要把使你易於犯罪的身體那部分砍下來；然而，關於使徒行傳與使徒書信中的早期教會，我們所擁有的一切資訊並沒有暗示，曾經有任何一個負責的基督徒照著實行。相反地，雖然有些人教導，苦待己身是救恩的要素，但是保羅嚴懲這些人（西二 23）。保羅的確承認，他對罪的軟弱了解得愈徹底，對耶穌救恩的需要，也就愈全然重視（羅七）。耶穌對切除手或眼睛的教導，也許使保羅更加體認到，他自己無力透過律法來討神喜悅。無疑地，這同樣幫助了其他的基督徒。

然而，早期的基督徒清楚地了解到，耶穌的代贖已足夠來完全赦免他們的罪；對於任何因為罪而毀傷身體的要求，則被耶穌的代贖所排除。在這樣的情況下，他們認為基督的代贖遮蓋了他們實際的罪，以及罪的牽連。

很可能，他們以同樣的態度來理解耶穌對離婚與再婚的教導。耶穌的教導並不是要把強制性的要求（神禁止他們再婚）加在離婚人士身上。相反地，這是要使離婚人士明瞭他們是多麼迫切需要基督的赦免與潔淨。無疑地，他們了解到：基督的赦免不只是遮蓋了他們所犯的罪，而且除去了罪的牽連，即再婚可能是犯姦淫並違背神的旨意的牽連。

未能理解新約的底線

我們徹底陷於一個危險，就是貶低基督代贖的價值，並且未能理解保羅所堅持「如今，那些在基督耶穌裡的，就不定罪了。」（羅八 1）的全部意涵。許多福音派的基督徒基於某些觀點，將離婚視為不可赦免的罪；從懲罰與後果的角度來看，這是將離婚與其他的罪分開放在不同的類別裡。

請考慮下面的諷刺之事：如果一個從未結過婚的女人有五十件婚外情，但她現在悔改了，那麼沒有人會宣稱神禁止她結婚。事實上，基督徒社群會鼓勵她結婚；對於整理她的人生並置之於更堅固的道德基礎之上，結婚將會被視為正面的一步。如果一個連續殺人犯悔改了，那麼也沒有人會主張神會拒絕給予此人結婚的機會。然而卻有許多人相信：一個男人或女人在婚姻上只失敗過一次，神就要求此人永遠保持單身。對於神如何看待人類的罪與懲戒，我們真的相信永恆的神是這麼律法主義、有差別待遇的嗎？

從這個角度來看，在我們斷定聖經將一些或所有離婚人士的再婚排除在外之前，我們應該要求特別的證據。事實上，聖經裡並沒有說得這麼絕對。此外，聖經認為基督的代贖意味著赦免人的**一切**罪；當我們領悟到聖經裡基督代贖的意義是多麼廣闊，我們應該假定基督的代贖完全遮蓋了與離婚有關的罪（到一個程度，以至於離婚人士能夠在神面前擁有再婚的自由）。

再婚與姦淫

有些學者雖然同意這個結論，卻仍然堅持：如果一對男女中，其中有人是離婚人士，那麼這對男女結婚就是犯姦淫；神也許願意他們結婚，然而仍然把他們採取結婚的行動視為犯姦淫罪。持這個立場的人，根據耶穌在福音書裡的聲明[3]，通常假定這些人因著結婚而犯了一次姦淫罪，但是他們可以被赦免，從此以後就被認為是合法的婚姻。

對於「耶穌針對離婚與再婚的難解經文」以及「耶穌的赦免」，這些學者為了協調這兩者作了一番努力；我對他們的努力表示感激。雖然如此，我仍然相信他們的立場未能足夠信賴基督的代贖。此外，這個立場描繪出一位善變的神（赦免了離婚人士的罪，甚至帶領此人再婚，然後因著將再婚的行為當作是犯姦淫而宣判他們有罪）。這個觀點與下面的經文有一段差距。神在以賽亞書第四十三章第 25 節宣告了對於赦免的基本應許：「惟有我為自己的緣故塗抹你的過犯，我也不記念你的罪惡。」或者是詩篇第一〇三篇第 12 節的極大保證：「東離西有多遠，祂叫我們的過犯，離我們也有多遠。」

若有離婚人士已經全然面對他們自己在婚姻破裂上的過失，而且已經真誠尋求基督的赦免，那麼他們放心好了，他們在神的面前是潔淨的，並且可以考慮再婚。不用為了向前進一步而退一大步。作任何別的推斷都是貶低基督代贖的價值。

然而，哥林多前書第七章保羅對離婚與再婚的教導又如何呢？保羅的教導沒有對再婚的可能性劃出我們尚未考慮的界限嗎？在下一章裡，我們將討論這個問題以及保羅所提出的忠告。

16

保羅對於再婚的平衡忠告

新約中，關於離婚與再婚的教訓，除了福音書之外，另一處重要的經文就是哥林多前書第七章。在這章裡，對於離婚人士在適當的情況之下再婚，保羅的忠告提供了進一步的鼓勵。不幸的是，因為保羅的表達方式被誤解，所以有時候他的教導被用來說出恰恰相反的話。

保羅在哥林多前書第七章第 10～15 節聲明了：

「至於那已經嫁娶的，我吩咐他們；其實不是我吩咐，乃是主吩咐說：妻子不可離開丈夫。若是離開了，不可再嫁，或是仍同丈夫和好。丈夫也不可離棄妻子。我對其餘的人說，不是主說，倘若某弟兄有不信的妻子，妻子也情願和他同住，他就不要離棄妻子。妻子有不信的丈夫，丈夫也情願和她同住，她就不要離棄丈夫……倘若那不信的人要離去，就由他離去吧！無論是弟兄，是姐妹，遇著這樣的事，都不必拘束……。」

在讀了這段經文之後，人們很容易就斷定：雖然保羅也許在某些情況之下分手或離婚，但是他禁止離婚人士再婚。例如，第 11 節提到「不可再嫁，或是仍同丈夫和好。」

不過，了解保羅在這些例子裡的表達方式卻是重要的。哥林多前書第七章從頭到尾保羅都在表達適用於許多（而非所有的）基督徒生活的一般性的原則（而非絕對的標準）。更好的說法是，保羅是要給我們原則上的指導方針，它應該是我們在決定單身與結婚時的起點；除非我們有強而有力的證據去作別的決定，否則我們應該根據這些指導方針作決定。保羅用下列兩種方式來表達出他所說的是一般性的而不是絕對性的：第一、他指出什麼是「好」的；第二、全章裡的許多行動動詞，他使用祈使語氣，與其他的希臘文動詞類型比較起來，是比較不那麼斷然的、必定要做的。

原則與例外

保羅在哥林多前書第七章開頭就說：「男不近女倒好」（第 1 節），這是他在本章中重複幾次的主題。當本章呈現時，保羅的意思就變得清楚了。他不是說，在這種情況之下，保持單身對所有的人（甚至是大多數的人）都是好的；而是說，保持單身對許多人（包括他自己）是好的。他的意思是：我們不應該輕率地選擇結婚，而應該從原則性的假定開始，這假定就是，除非有足夠的證據暗示了其他的選擇，否則神希望我們保持單身。

保羅很快地向我們鄭重宣告：足夠的證據是有可能符合的。他在第 2 節說道：「但要免淫亂的事，男子當各有自己的妻子；女子也當各有自己的丈夫。」這聽起來好像保羅是說：每個人都應該結婚！不過，他的意思是：如果我們的性慾太強烈，以至於我們覺得「作為需要守貞潔的單身人士」是一個負擔，那麼我們就應該結婚。顯然保羅並不是給我們一個「一定要結婚」的絕對命令；並不是每個人都能尋得一位適合的伴侶，而且保羅也從未暗示不結婚就是犯罪。相反地，他使用祈使語氣，最好譯為：「讓每位男子有自己的妻子；讓每位女子有自己的丈夫。」他給予我們一般性的原則（如果情況許可，那麼我們就應該遵守這個一般性的原則），而非一種必定要做的道德命令。

當保羅提到再婚時，他繼續使用這種筆法。在第 11 節他對離婚女子的忠告，新國際譯本（NIV）譯為：「她一定要保持單身，否則就與她的丈夫和好。」但更精確的譯法，是用祈使語氣，即「讓她保持單身」。在第一部分保羅對單身與婚姻的討論，他的表達方式暗示了他現在是對離婚人士提出一個原則性的指導方針。除非有足夠的證據強烈暗示了其他的選擇，否則她應該保持單身，並且努力與她的配偶和好。保羅當然是要勸人不要為了和別人結婚而去離婚，也勸人不要在分手後就輕率結婚。原則性的假定應該是：她應該與配偶和好，並且應該為此付出認真的努力。

然而，保羅並沒有絕對堅持她一定要永遠保持單身，就如同保羅在第 1～2 節中也沒有對保持單身或結婚提出絕對性的要求。

在上述所引用的第 12～15 節中，保羅繼續使用祈使語氣的動詞。例如，第 12～13 節裡，新國際譯本譯為：「一定要」。但這段經文的希臘文根本就不是這麼寫。保羅的忠告應該更精確地譯為：「讓他不要與她離婚」以及「讓她不要與他離婚」。保羅給予我們原則，人人都應該為了遵守這個原則而付出認真的努力。但是保羅並沒有說：「絕無例外」。

進一步的證據：神允許再婚

哥林多前書第七章 27～28 節中，保羅回到離婚與再婚的主題，他的聲明如下：

> 「你有妻子纏著呢？就不要求脫離；你沒有妻子纏著呢？就不要求妻子。你若娶妻，並不是犯罪；處女若

出嫁，也不是犯罪……」

了解保羅在這兩節經文的用意是極其重要的。第 27 節中，新國際譯本譯為「未婚」（unmarried）【譯者註：中文和合譯本聖經譯為「沒有妻子纏著」】，但更精確的譯法是「離婚」。希臘文裡，這個字照字面的意思是「從妻子那兒解脫出來」（released from a wife）；這個字與前一個句子裡的措詞所用的動詞字根是相同的；新國際譯本將前一句的這個措詞譯為：「尋求離婚」。修訂標準聖經（RSV）將第 27 節譯為：「你與妻子綁在一起嗎？不要試圖成為無束縛的。你沒有妻子束縛嗎？不要尋求婚姻。」這個譯法比較能抓到保羅的思想。

新英文聖經（NEB）譯得更好：「你被婚姻綁住嗎？不要尋求解除。你的婚姻已經被解除了嗎？不要尋求妻子。」

這個區別極其重要，因為保羅在下一節經文指出，人不因著結婚而犯罪，保羅其實在這裡指的是**離婚人士**結婚。從字面上來看，保羅是說：先前已經從妻子那兒解脫出來的男子，並不因著再婚而犯罪。

保羅在這段經文裡重申這個原則性的模式，他說：原則上，已婚者不應該離婚，離婚者不應該再婚。然而，保羅指出離婚人士不因著再婚而犯罪，這暗示了有例外的情形。人應該要有強而有力的證據來證明改變是值得的，但只有在某些情況中才有這種證據。

婚姻是恩典的管道

保羅在哥林多前書第七章的目的是比較寬廣的。當我們了解到這一點時，我相信我們有了強而有力的證據，即：在適當的情況之下，離婚人士應該在基督面前擁有再婚的自由。這一章裡，保羅主要關心的主題之一就是要強調，神賞賜婚姻給我們，並非因為我們配得婚姻，而是因為我們需要婚姻。婚姻的一個重要目的是要藉著給我們機會去將性的精力與羅曼蒂克的精力都專注於一個人，因此而能避免不道德。當保羅強調我們應該在往前邁步之前，要確定我們真的需要婚姻的益處；他也同樣強調下面這個觀念的重要性：如果我們的需求強烈，那就願意考慮結婚。

因此，我們會面對一個關鍵問題，即：假定離婚人士對婚姻的益處之需要程度低於未曾結過婚的人，這個假定的基礎是什麼？在我們基督徒圈中，有太多關於再婚的議論未能考慮到離婚人士的*需要*。然而，如果婚姻是要作為恩典的管道（即：透過婚姻，神幫助我們避免不道德，並且以健康的態度來使我們的精力專注），那麼對於「聖經絕對地將某些人（包括離婚人士）排除在外」這種主張，我們就應該要求特別的證據。

此外，針對這一點，我們從聖經中簡直就沒找到這麼確實的說明。事實上，當保羅直截了當地指出婚姻是恩典的管道，他的語法是囊括性的；他並未暗示有任何群體不應該得到婚姻的益處。相反地，他堅持道：

「但要免淫亂的事，男人當各有自己的妻子；女子也當各有自己的丈夫。丈夫當用合宜之分待妻子；妻子待丈夫也要如此。」（第 2～3 節）

「我對著沒有嫁娶的和寡婦說，若他們常像我就好。倘若自己禁止不住，就可以嫁娶。與其慾火攻心，倒不如嫁娶為妙。」（第 8～9 節）

「若有人以為自己待他的女兒不合宜，女兒也過了年歲，事又當行，他就可隨意辦理，不算有罪，叫二人成親就是了。」（第 36 節）

在這些段落裡，保羅聲明了，每個需要婚姻的人都應該尋求婚姻的歸宿。例如，他並不建議：因著保持單身而慾火攻心。對離婚人士而言是可接受的，但對其他人則不是可接受的。保羅的忠告似乎是囊括性的，是針對任何需要婚姻的人。

保羅在第 36 節指出：結婚不算犯罪；他回到這一點，

也是一件有趣的事。在這裡他對「有人如果對婚姻的需求強烈，那就不因結婚而犯罪」這個原則沒有設下限制。

保羅建議「不結婚，有可能犯罪」嗎？他根本沒有講得這麼斬釘截鐵。然而，他清楚指出：神透過婚姻提供了特別的恩典來幫助我們面對不道德的世界。不論是保羅所寫的或是聖經的其他地方，我們都沒有找到清楚的證據來證明：由於某種未知的原因，離婚人士是屬於「特殊例外」的類別，不應享有婚姻的益處。

事實上，把全部的因素都合在一起考慮時，我們得到一個相當與眾不同的結論。一直強烈感到需要婚姻伴侶的離婚人士，也許會到達一個地步，就是應該被鼓勵再去尋求婚姻的歸宿。如果我們堅持他們不可以這樣行，那麼我們可能犯了下述的罪行：要求離婚人士靠著自己的力量（而非靠著基督會透過再婚所賞賜的恩典）來過基督徒生活。

17

面對挑戰，克服羞恥感

聖經並沒有給予離婚人士絕對的自由去再婚；再婚可能是一種使人恢復生機的選擇，但我不是要把達到這個地步的挑戰極小化。從離婚的創傷中復原總是需要時間的，為婚姻瓦解而悲痛，也需要時間。甚至那些從不良婚姻中釋放出來的人，也仍然需要相當多的時間去與破滅的期望妥協，並且去調整他們的損傷。

大部分經歷離婚之痛的人，需要很多的自我檢討與反省。即使導致離婚的主要責任不在他（她），他（她）仍需要去面對一個事實，就是他（她）自己也許部分造成婚姻失敗。離婚是否意味著他們在行為上的問題，而這些問題可能會妨害未來的婚姻？離婚是否暗示了他們的擇偶過程有瑕疵？

更重要的是，離婚人士將來如何能夠避免這些傾向？他們需要採取哪些措施來成長？（即：學習以滿足的態度面對目前的單身生活，並且去達到一個地步，即再婚是一個健康的選項。）

一位能夠有效整理這些事情的諮商者所帶來的幫助是不可或缺的。離婚後重建的講習會〔例如「重新開始事奉團」（Fresh Start Ministry）提供的講習會〕往往是無價的。

大部分的諮商者與牧師都同意，離婚人士應該在採取再婚這個步驟之前，至少要考慮到醫治與成長而酌留兩年的時間。許多人也許需要更長的重建期。

你做得到

當我想到這些時，我對許多離婚人士感到同情；他們需要我們鼓勵他們回到原來跌倒的地方再爬起來，遠超過需要我們的勸誡與適當的提醒。對離婚後重建的教導與強調再婚的潛在缺陷，這樣的強調已經到了幾乎令人混亂的程度。你可能仍然停留在感覺層面，以為你就要去攀登的這座必爬之山太高了，以至於你可能無法在這種高度呼吸。

二度婚姻的挑戰通常大於首次婚姻的挑戰（有時候頗為如此）；我完全同意這種看法。然而，你已經比較老練了，但願在這一點上是更有智慧了。你也許已經完全預備好接受這些挑戰。而且，這些挑戰也許正能使你保持在倚靠基督的最佳狀態。

如同我不斷強調的，神賞賜我們婚姻，依然是為了我們的發展，並且充分發揮自己的才能。在這個婚姻舞台之內，神不只是持續鼓勵我們，而且是以無數的有益途徑來擴展我們。我們要與下列人士建立關係：配偶、配偶的朋友、配偶的大家族，以及進入我們生活中的孩子。透過這些關係，神教導我們去愛那些與我們相異的人。神加深我們對人的愛憐，並且幫助我們更容易、更自然地去愛人。神也增加我們能力去掌握許多其他的人生挑戰。

二度婚姻帶來獨特的挑戰。然而，考慮到我們個人的成長已達到的地步，這些挑戰的整體衝擊也許不會比首次婚姻的挑戰還大。極其重要的是，我們應該審慎衡量這些挑戰。此外，如果我們能夠掌握再婚的要求，那麼我們必須很了解自己，以至於可以做出審慎的判斷。同樣重要的是，我們應該願意用生命踏出勇敢的一步。甚至在顯然適當的時機，離婚人士也許需要比平時更多的勇氣向前邁進。

重要議題：與離婚人士結婚

我也為那些處於像百基拉的情況的人感到難過；他們有個好機會能與離婚人士結婚，但卻過度猶豫不決。即使他們確信聖經允許他們與離婚人士結婚，然而對他們來說，邁向婚姻的這一步仍然帶給他們重大挑戰（有些是實際上的挑戰，也有些是想像出來的挑戰）。他們將會發現：辨認這些挑戰並且仔細想清楚，會帶給他們非常大的幫助。對於那些處於百基拉的情況的人來說，當他們審慎衡量這些挑戰時，他們往往會發現，這些挑戰是他們應付得來的必做之事。

這些挑戰歸結起來就是下列三項：

第一、衡量代價。如果他（她）從未結過婚的話，妳（你）就不會有某些責任要承擔；然而，與離婚人士結婚，往往意味著你要承擔這些責任。妳（你）也許要全時間或部分時間地繼承配偶前次婚姻的孩子。在這樣的情況下，妳（你）可能要與下列人士建立某種程度的關係：配偶的前妻（夫）、配偶前妻（夫）的父母、親友。

妳（你）的配偶也許仍負責前任配偶或孩子的贍養費；妳（你）總是必須將這筆費用列入家庭預算。

然而這些挑戰是能夠應付得來的。許多人很審慎面對這些挑戰；與他們從婚姻所得到的一切相比，他們確信這些代價是值得的。重要的是要了解自己。妳（你）是否已經預備好接受這些挑戰？有些朋友的判斷是你（你）所信賴的，他們同意嗎？是否有位牧師或諮商者確信，對妳（你）而言這是適當的一步？

如果這些問題的答案都是肯定的，那就結婚吧！把這些挑戰當作是成長的機會，並專注於這樁婚姻中喜樂的一面。雖然妳（你）聽到了一些強調潛在問題之悲觀意見，但不要被這一切悲觀意見所勸阻。妳（你）的處境是獨特的，其中的挑戰與報酬是別人的例子裡所沒有的。要鎮定。看清楚妳（你）所面臨的真正挑戰，並且審慎衡量妳（你）是否已經預備好處理這些挑戰。不過，對於不存在的問題，不要自己去發明它們。

最重要的是，專注於基督並且倚靠祂的力量。要確信：當妳（你）與基督保持親近時，祂會賜下妳（你）每天所需要的恩典去面對前頭的冒險之旅。

第二、衡量風險。判斷對方是否預備好再婚，也是同樣重要的。他（她）是否可能對妳（你）保持忠誠？有些模式造成他（她）前次婚姻失敗，妳（你）是否確信他（她）不會重蹈覆轍？

下列是最需考慮的關鍵議題：

1. 從前次婚姻破裂、離婚收場之後到現在，是否經過了一段合理的時間？如果這段時間不到兩年的話，那麼妳（你）有特殊理由要小心謹慎。

2. 對方是否敞開地、謙卑地談論他自己對於婚姻破裂所扮演的角色？對過去所發生的事情，他（她）是否清楚地面對自己的可責之處？如果他（她）缺乏謙卑，或者他（她）把一切不對的事情全部責怪他的前妻（夫），那麼請你特別當心。

3. 對於他（她）對前次婚姻所造成的傷害，他（她）是否針對這一點採取了一致的努力去成長？他（她）是否尋求諮商、參加離婚後重建講習會，或是扶持性的團體？跟他（她）熟稔的朋友是否覺得他（她）在必要的方面已經有好轉，並且已經預備好再婚？是否有至少一位跟他（她）很熟的合格專業人士能夠給妳（你）客觀的意見？

4.妳（你）是否確信他（她）是基於健康的理由想與妳（你）結婚？他之所以重視妳（你），是不是因為妳（你）的特質，而非因為在某些方面把妳（你）與他（她）的前任配偶作比較的結果？如果在他（她）的眼中，妳（你）與他（她）的前任配偶是非常相似或是完全相反，那麼請你留意警告標幟。此外，得到跟他（她）很熟悉的朋友之意見，這是個很好的主意。

上述的每個議題都值得審慎地詳細察驗。如果有任何一個議題的答案你不是適度的肯定，那麼你們不應該現在就結婚。至少，妳（你）應該給對方更多的時間去醫治或成長。

然而，「適度肯定」是我所強調的，其理由是：妳（你）非常在乎他（她），但他（她）離完美尚有一段相當的差距。如果妳（你）在每一點上都期待完美，那麼妳（你）會瘋掉。妳（你）也不應該對未來期待百分之百的把握。因著妳（你）聽到一切涉及再婚的風險之教導，很容易就使妳（你）以下面這個期待作結束：期待著某種程度簡直不合理的保證。

不論妳（你）將要與誰結婚，妳（你）簡直就無法除去冒險的成分。尋求實質的確定是重要的，但是百分之百的確定卻是無法達到的。在某方面妳（你）必須願意在合理的範圍內冒險去結婚。

這裡有些特別令人鼓舞的事情，要請你考慮一下。有些離婚人士已經從過去的錯誤中得到益處，與他們結婚，比與從未結過婚的人結婚，所冒的風險可能較小。在生活中的其他各種層面，我們都能接受這個概念。例如：在商界或是在體育界的某位成功者，是因為他（她）先前失敗，然後從失敗中學習如何做得更好；我們是多麼常聽到這樣的故事。同樣的道理可以應用於再婚，而且往往是如此。然而我們卻很少聽到有人強調這一點；我確定這是因為我們通常對離婚感到不安。我們很難想像有些正面的東西可能會從離婚而來。

第三、處理羞恥感。羞恥感是我們的最後顧慮。即使妳（你）根據聖經而能坦然與一位離婚人士結婚，妳（你）也確信對方是一個好的選擇，然而妳（你）可能還是對於與對方結婚感到不安。妳（你）的猶豫可能來自於對委身的焦慮；不論妳（你）與誰結婚，妳（你）都可能會有這種焦慮。然而，它也可能來自於對與離婚人士結婚的負面刻板印象；這刻板印象是妳（你）以前就持有的，而且從未完全擺脫。

從每個人所面對的現實生活中的選擇角度來看，在美國社會，我們將婚姻理想化到一個古怪的地步。我們每個人都有一個完美配偶檢查表，在這張表上，我們列出了一些判斷標準；如果我們的出發點是「神如何創造我們，以及祂對我們一生的最佳計畫」，那麼這些判斷標準是不合理的。妳（你）也許從小就發誓絕不與離婚人士結婚，或者離婚人士只是拿來墊底的（是次好的選項）。也許妳（你）已經修正了那個觀點（即使是徹底地修正），然而舊有的態度所帶來的影響仍然在妳（你）心裡嘀嘀咕咕。或者，妳（你）也許是有意識地確信，與離婚人士結婚就是勉強接受一個未達百分之百理想的情況。

其實在各方面，神對我們都有最完美的計畫，但是往往在剛開始的時侯，我們總是覺得神的計畫不夠完美。記住這一點，是有幫助的。在擇偶的這件事上，這個觀念是最真實不過的了。神對我們的最佳心意，在我們的眼中就好像是粗糙的鑽石。這似乎是原則，而非例外。

對於婚姻，神的本意不只是要祝福我們，而且是要發展我們；當我們了解到這一點，我們就能明白：神不會希望我們的伴侶在每方面都完全符合我們的理想。如果某個人真是如此，那人就會成為我們的偶像。我們對他們的愛情根本就不健康，我們的幸福就會太過取決於這個關係能夠維持得多好。

我見過許多美好的婚姻，其中一方或雙方曾經結過婚。

我確信，我們當中的一些人將會發現，我們可能的最佳拍檔就是這種組合。

對於任何像這種的羞恥感，處置之道在於：誠實地面對它、擁有它、盡你所能地克服它；但最重要的是，不要讓它控制你作決定。將「選擇去結婚」視為**信心的一步**。即使有恐懼、有懷疑，即使並非完全符合你的一切理想，仍然要向前邁進。我不是說盲目的信心（將一切謹慎都拋到九霄雲外）。你應該有實質的理由去作選擇。然而重要的是，要有意識地用行動來對抗不合理的猶豫，這種猶豫正使你退縮。你不只是可以這麼做，而且是必須這麼做；知道這一點，就使得它變得比較容易。

透過行動會比透過分析更能克服羞恥感。藉著採取行動，你將會接觸到某些經驗（這經驗拆穿羞恥感的假象），並且幫助你更能完全摒棄羞恥感。

如果你有個好機會與離婚人士結婚，那麼請你憑信心相信這是神對你的最佳安排，而非次好的機會。當你向前邁進時，你將會更有把握。

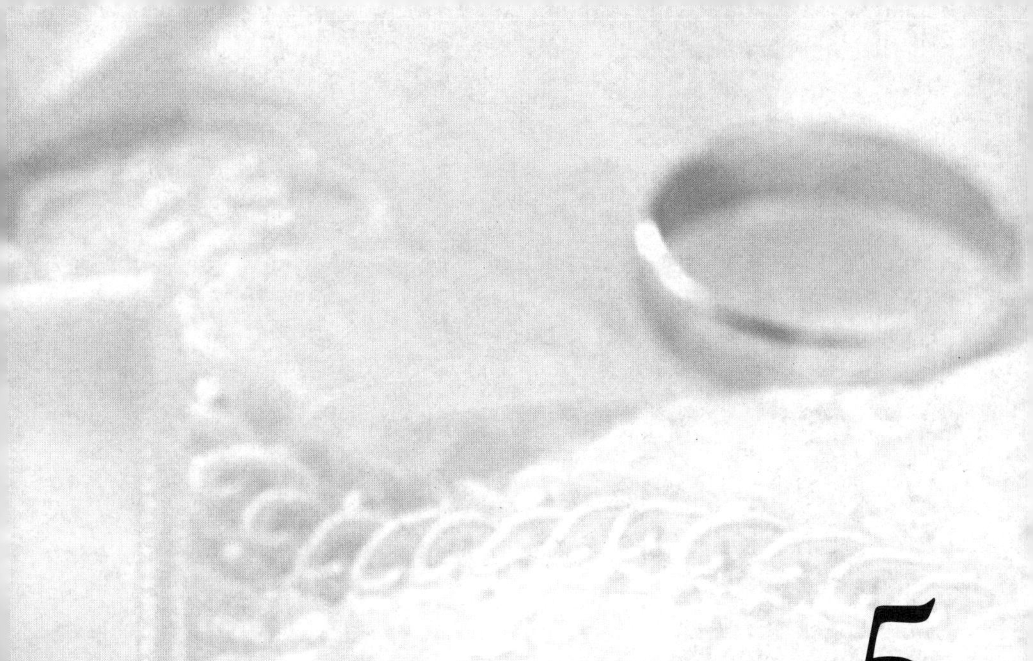

PART 5

害怕**步入**婚姻？

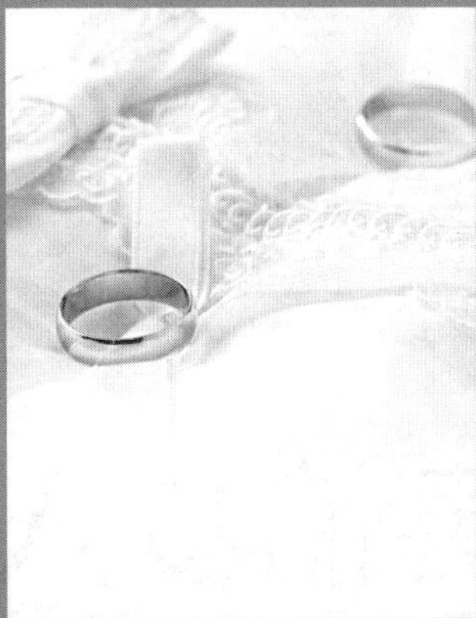

18

委身的恐懼感

「我已訂婚，並將於八月份結婚，但是我最近變得很害怕這件事。我全心愛我的未婚夫，而且確信他將會成為很好的丈夫，但我仍害怕。我為此常常哭泣，而且為此感到恐懼。我在一個幾乎完美的家庭中長大。一方面，我怕離開它；另一方面，我怕我無法跟隨他們完美的腳蹤行。當我想到婚禮時，有時候我喜樂，有時候我恐慌。我該怎麼辦？我是真的愛我的未婚夫，但我為我的這些思想感到既內咎又慚愧。」

上述是最近有位女士向我描述她對結婚的憂慮。她的聲明類似於無數的其他聲明，就是自從本書初版出版以來，從信件、電子郵件、私下的對話中，我所收到的聲明。

有許多人因為害怕被拒絕而對感情婚姻裹足不前。另外還有一些人，則受困於不同的憂慮——他們害怕自己的戀情可能太成功了。他們一想到要陷入有束縛的關係中，例如，必須負起所有的責任、不得解脫、喪失自由，就感到害怕。促使他們畏縮的，是害怕委身。

那些害怕委身的人，也渴望獲得親密關係的益處。但是，害怕喪失自由的想法把他們嚇壞了，因此他們內心交戰衝突，行事搖擺不定。其結果就是「親近／逃避」模式；對任何不了解委身恐懼感的人而言，這種模式似乎是古怪的。這種人在人際關係中，一會兒親近、一會兒遠離。

正常的神經質

在面對像婚姻這樣重要的人生大事時，有一些憂慮，不但很正常，而且也很健康。如果你一點也沒有憂慮，那麼你尚未評估此事可能涉及的風險，或者尚未謹慎地衡量代價。無論你怎麼審慎地作決定，任何有思想的人都明白，這個將強烈影響一生的決定，往往只能憑藉一丁點兒訊息來斟酌。再也沒有任何一種決定像婚姻一樣，迫使你更完全地去面對你自身思想的弱點和限制。

當你面對選擇結婚就必喪失個人自由的關卡時，有些憂慮、難過，那也是正常的。無論你多麼想結婚，犧牲總是免不了的。犧牲換得美滿婚姻固然值得，但是，要放棄一些個人自由，一輩子受婚姻束縛，想來總不免令人難過。

當瑪姬答應泰德的求婚時，她確信自己作了正確的決定。然而，當婚期越來越近的時候，瑪姬卻越來越焦慮。萬一她作錯決定怎麼辦？萬一泰德不是她想像中那樣的丈夫，怎麼辦？萬一她覺得婚姻帶給她太多束縛，怎麼辦？

瑪姬很聰明地找了輔導協談。輔導衡量過她決定嫁給泰德的各種理由之後，告訴瑪姬，她所作的決定非常正確。輔導並且告訴她，恐懼是相當正常、可以理解的事，但是最聰明的辦法是：不要讓這些恐懼阻礙她邁入婚姻。

經過協談之後，瑪姬非常釋放。直到這一刻之前，她都一直以為，若一樁婚姻是出自神的引導，這個人就不會有任何的疑惑或恐懼。現在，至少她再也不怕自己的恐懼了，因為她了解，假如她一點恐懼也沒有，那才不正常呢！儘管直到結婚那一天，瑪姬還是有點恐懼，但是，她仍舊步入禮堂，婚後則感到非常釋放。此刻她必須採取的一個步驟，就是放下一切的憂慮。如今她和泰德已經結婚九年了，她從未疑惑自己是否作了正確的決定。

瑪姬在訂婚期間所經歷的懷疑和恐懼是規則，而不是例外。這是每個人從單身大步跨入婚姻的過程中，會經歷的一些自我調適。大部分的人了解疑慮是很正常的事之後，都能處理、克服這些問題，繼續邁向婚姻。大多數的人像瑪姬一樣，在教堂立下婚約的誓言之後，恐懼感便消失了。在這之前，他們還有機會改變心意，而且也知道這些疑慮，促使人可以重新分析他們的決定。一旦結了婚，最後一條橋也就拆了，反而能讓人感到前所未有的自信。

不要牽我入圍城

然而，對有些人而言，害怕委身的感受更嚴重。恐懼委身達到一種地步，已經阻礙他們做最想做或相信是最好的事的能力。對這些人而言，只是告訴他害怕是正常的，或相信基督必保守你，並不夠，因為他們的恐懼感大到令他們只想立刻求得解脫。

害怕搭飛機是百分之二十的美國人共有的恐懼症。在許多方面，害怕搭飛機與害怕委身相似。對一個害怕搭飛機的人來說，只要他上了飛機，再多令人安心的統計數字，或勸他要信靠神，都無法使他脫離飛行恐懼感與陷入困境之感。這種恐懼感是非理性、令人癱瘓的一種感受，它來自許多透過學習而獲得的、無法馬上解脫的情緒和身體反應。

對一個有委身恐懼的人而言，害怕的原理相同，只是懼怕的對象不同罷了。這類人可能非常樂於夢想結婚（就像害怕搭飛機的人在不用遠遊時，可以盡情幻想飛行之樂一樣）。這類人也許非常渴望婚姻的益處（就像害怕搭飛機的人渴望飛行所提供的許多旅行益處）。然而等到真的面臨立刻必須委身的現實時，便恐慌不已，就像害怕搭飛機的人看到機門嘎然關上的那一剎，便感覺自己已陷入災厄般的困境中。

雖然這聽起來太誇張了，但是有些人的恐懼委身全然是這麼嚴重。就像所有的恐懼症一樣，害怕委身的程度因人而異。有些人是一發不可收拾的，有些人只是中度害怕。我發現，依以下四級來探討一般可見的委身恐懼感，非常有幫助。

第一級：尖叫喊停

艾瑞克五個月以來猛向朱蒂求婚，卻得不到肯定的答案。最後，當他們參加完單身基督徒退修會，在開車回家的路上，朱蒂說，她這個週末有空可以考慮這件事，而且她也覺得自己願意做艾瑞克的妻子。艾瑞克興奮得差點把車子開出跑道。

但是，第二天艾瑞克打電話到朱蒂辦公室時，他的口氣聽起來似乎很冷漠疏遠。他解釋說，因為手頭有緊急的工作要處理，且往後幾天晚上都得加班。那個星期，每次只要他們一講電話，艾瑞克總是神經兮兮的，急著掛電話的樣子。這實在令人費解，朱蒂只當他是工作壓力造成的沮喪。

接著卻是晴天霹靂。星期四傍晚，朱蒂下班回家時，從門上接獲艾瑞克留的字條，上面寫道：「我終於明白，我認為我們應該結婚，是天大的錯誤。這星期，主讓我明白，祂的旨意並沒有要我們在一起，也許祂的旨意根本就不希望我結婚。這純粹是我個人的因素，與你無關。我真的很抱歉，我知道我挑起你無限的期待。但是我也知道論及此事，終究不會有結果。讓我們單單將此事交託給神，往前走。」

接下來好幾星期，都找不到艾瑞克（他極力躲避），或者找到了，但沒什麼收穫（他十分冷漠，拒絕談論有關感情的事）。最後，備感羞辱，簡直快發瘋的朱蒂只好放棄，心想她一定哪些事情做錯了，才會令艾瑞克這樣討厭她。

雖然艾瑞克在朱蒂接受他的求婚之後所表現的行為令人費解，但這真是超乎許多人所能想像的反應。[1]艾瑞克的不安已到了促使他只想趕快逃開的地步，徒令朱蒂搖頭痛惜，以為自己做錯了什麼事。事實上，艾瑞克逃之夭夭不是因為他們的關係不好，而是因為他們的關係太好了；除了拒絕艾瑞克的求婚外，朱蒂無論做什麼，都不能阻止艾瑞克逃開。

通常極端害怕委身的人，在還沒有感受到委身的壓力之前，都非常渴求親密關係的益處。他們也經常想著，他們真的希望建立終身的關係。使他們陷入困惑的多半是安全感的需求。為了自尊心的緣故，他們需要知道對方願意以身相許。

然而，他們一旦知道對方願意委身——且期待他們也委身時，他們便開始恐慌。因為他們害怕陷入感情枷鎖的心比渴望愛情的心更強，所以巴不得逃出來。當這種恐懼感大到像艾瑞克的地步，他們只會滿心想著立刻、完全地斬斷情絲。這便是恐懼委身症患者有時冷酷無情斬斷情絲的原因（但是這原因並非藉口）。他們的焦慮大到使他們無法顧及對方的需要，只顧著恢復自由之身。

第二級：出爾反爾

第二級的委身恐懼感不像艾瑞克那樣極端，但是仍舊相當具有殺傷力，姑且名之為「出爾反爾」型的恐懼委身症。

安迪與梅麗莎交往兩年半以來，梅麗莎已不下五次答應安迪的求婚，包括兩次正式訂婚。每一次梅麗莎答應婚事之後一至七天之內，總是深感懷疑，然後十分尷尬地告訴安迪，她這時還沒準備好要結婚。但是她也不想與他分手。每次她都要求安迪再給她一些時間去理清思緒，好好作決定。之後，她總會及時回頭，頗有信心地告訴安迪，她願意嫁他。但是言猶在耳，梅麗莎又充滿疑慮，收回承諾。

雖然安迪是個頗有耐心的人，但是他終於忍無可忍，與梅麗莎分手。分手那一年，梅麗莎又不斷表示，她願意回頭與他和好，且不排除論及婚嫁的可能性。安迪則一直懷疑，他是否催逼她太甚了，而期待梅麗莎願意與他結婚，是不是不切實際的想法。

就像艾瑞克一樣，梅麗莎害怕委身的感覺大過對婚姻的渴望。雖然這種恐懼感不是很大，但是每當這種感覺來襲，她都忍不住想逃。於是她一面讓感情保持原封不動，一面不讓自己面臨立即委身的關卡。

一旦委身的立即壓力解除，她又開始覺得維繫這段感情令她感到安適。此時，她又開始夢想結婚的好處，並且想像自己再稍加努力，就可以克服恐懼感。在適當的環境激勵之下——諸如星期天下午一起去泛舟或來個燭光晚宴——她渴望結婚之情會沸騰到願意委身的地步，並且信心十足地答應婚事。然後，她的恐懼感又取而代之。

第三級：一直模稜兩可

有些人的恐懼委身症和對婚姻的渴望等量齊觀。山姆與利百加的交往就是這種典型。他們已交往三年了，也經常論及婚嫁，且常花好幾個鐘頭一起編織成家的夢，夢想彼此委身，終身相許的光景。

利百加一直很坦白地告訴山姆，她願意做他的妻子。山姆也告訴利百加，他愛她超過愛其他任何人，他知道她會是個賢慧的妻子，他無法想像娶了別人的光景。但是，山姆也一再坦白地表明，一想到終身束縛的委身關係，他就害怕。同時，他要求利百加有耐心點，給他一些時間排除這個恐懼感。他不想喪失娶她的希望。

非君不嫁的利百加一直珍惜山姆最後可能點頭的希望。然而已經過了三年，她的耐心愈來愈少，她懷疑她是不是在妄想。雖然山姆仍舊對她忠實，但是沒有任何證據顯示，他會改變現況。

由於山姆對委身的恐懼不像艾瑞克或梅麗莎那麼極端，所以他比較不會反反覆覆，也不會做出詭異的反應。換句話說，因為他更了解他的恐懼感，且更能坦然地處置它，所以他比較不會作出他根本無法信守的委身承諾。

但是山姆的恐懼程度是相當普遍的現象：亦即在一段真摯的愛情中衍生長期惰性。彼此關係一直很好，也談了很多，且愛夢想結婚的可能性，但是永遠只停留在可能的階段，永遠不會達到作決定的時刻。山姆深愛利百加，且渴望最後還是要娶她。但是「**最後**」是他態度的關鍵，只要再靠近一點，他就開始凍結情感。就像一個中度害怕搭飛機的人，卻渴望探訪遠處的家人，但僅止於常常夢想，從未採取最後一步去買票搭飛機。

類似山姆和利百加的感情有時拖上好幾年，直到害怕的一方最後克服他的恐懼，打破惰性，以身相許；否則就是另一方終於放棄而退出。這類人最後能夠超越他們的限制，做出有意義的承諾的可能性比前兩類人大。但是對方必須非常有耐心、能諒解，且夠細心，知道有些人不能或不願意付出這些代價，是可以理解的。

第四級：正常的恐懼

最後，誠如我們說過的，有一種委身恐懼是健康、不具威脅性的——只要當事人適度地了解，這類恐懼感可以視之為正常情形。這類人對婚姻和親密關係的渴望大於害怕委身。但是，誠如我們在瑪姬的例子中所提到的，由於自己對對方的了解有限，以及要結束過去曾有的戀情，以面對一段新的、更令你渴望的感情，在這個過程中，有些恐懼感會一直持續下去。但是，這些適度的恐懼感正顯示，你是很認真在作這個決定，且在進行必要的調適。

危險在於面對你的焦慮，你可能反應過度了。假如你以為任何在基督引導下的決定，必定展現出屹立不搖的信心，你就更容易將你的不安看作是一個警訊，而不敢作出結婚的決定。

像瑪姬一樣，大部分人在經過別人的幫助之後，都能正確地看待他們的疑慮，並且超越它們。這些猶豫不像其他程度更甚的恐懼症，它們不會對婚姻的決定造成妨礙。相反的，這一級的疑懼其實有益，因為它促使人倚靠基督，把結婚視為信心的一步。其實，它本來就是。

19

當問題出在對方時

你怎麼知道，你正在交往（或準備交往）的那一位，是不是害怕委身？有沒有辦法在此事變成問題之前，就防止它發生呢？

你的伴侶可能很坦白地向你承認，他（她）害怕委身。但是，除非你非常了解這個人，否則你不能相信他（她）會在這方面完全老實，因為坦承此事可能危及你們談戀愛的機會。同時，恐懼委身症，尤其是更極端的恐懼委身症常容易被壓抑下來，特別是當一個人還沒有立即面對委身的壓力時，常感覺不出來。你的伴侶可能並未察覺自己有此問題，或者認為過去那一小段插曲，只不過是脫離他真本性的錯亂往事罷了。然而，除非他已經有明顯的轉變，否則，你不應該以為他過去害怕委身的記錄，只不過是一時錯亂的行為。

因為他很有可能再犯。

審視對方過去的情史，將有助於你了解他對委身的態度如何。如果他有以下的徵兆，你便有權利懷疑他有恐懼委身症：

☑過去曾經在答應結婚之後不久，立刻分手。

☑曾經在婚事上出爾反爾。

☑曾有兩次以上在允諾結婚之後分手。

☑曾經三次以上陷入兩年以上的愛情長跑，卻無法下決心與對方結婚。（我這裡所提的情況非指別人主動與你的對象分手的例子，也不是指另一方無法決定與你的對象結婚，而是指你的對象本人模稜兩可。）

當然，他過去猶豫不決的原因，很可能不是因為害怕委身，而是因為對神的帶領有不切實際的觀念。他可能期待從神那裡獲得一個非理性的神蹟，以確認他的婚姻決定，或者可能一直等著內心充滿現實上永遠無法企及的確定感。他也有可能對愛情一直抱持非理性的理想。現在他也許已經修正了他對愛情的期望，已可建立一段健康的感情。如果以上皆是，或者他的觀念已真的有所改變，那你就不應該以他過去的事來否定他。你應該給他新的機會。

但是，假如沒有明顯的證據，顯示他的行為是起因於觀念偏差的問題，你便可以假設，他可能有恐懼委身症。如果你們的關係已經到了彼此委身的地步，他的老毛病很可能再犯。

閉口不談某些事

如果對方絕口不提往事，你應該提高對他的疑心。通常對委身有極端恐懼感的人，都不會輕易地讓交往的對象洞悉他生命中的某些重大事情。其中一個理由是，他怕與任何人深交。另一個原因是，除此之外，他害怕交往的對象會發現太多他過去的情史。他可能在乎保留走退路的機會。對方對他過去的了解越少，他就越容易逃得掉。

說得更清楚一點，如果你在與某人交往一陣子之後，發現他有以下徵兆，便值得懷疑：

- ☑不想把你介紹給他父母認識。
- ☑不希望你到他家拜訪。
- ☑對於你造訪他的辦公室、打電話到他辦公室，或知道他的工作細節太多，他會忸怩不安。
- ☑鮮少或從不介紹你給他的其他朋友知道。
- ☑只想與你私下獨處，避開任何有同事或朋友當電燈泡的機會。
- ☑不願透露出遊的細節——不誠實或哄騙出遊的詳情。

控制情勢

當然，判斷一個人是否有恐懼委身症，和決定該如何處置它，是兩碼事。如果你想到這段情的結局可能不是結婚時，還能泰然自若，你當然可以繼續維持這份感情——只是得當心，別心碎。

而如果你願意冒險，你或許希望伸出援手，幫助對方掙脫委身恐懼感。說不定你真的具備協助對方得著醫治的恩賜與性情。

但是，恐懼委身症嚴重到第一級、第二級地步的人，則非專業協助不能奏效。此時，你必須接受的事實是：你的角色頂多只是勸服他去接受必要的專業心理輔導。還有，別忘了，在你抱持樂觀想法的同時，你必須不斷檢視自己的感情；因為對方也許永遠無法給你委身的承諾。你必須有萬全的心理準備。

與害怕委身的人分手是十分合理的事，就像你一開始就希望能避免與這種人交往一樣合理。這並不代表你沒有愛心（假設你已十分細心地處理過此事），這只是你善於規畫人生的一部分行動而已。別忘了基督亦曾勸我們，在與人相處的時候，不只要馴良像鴿子，也要靈巧如蛇（太十 16）。這個原則同樣適用於感情婚姻等事上。

太逼近對方的舒坦界限了

如果你們已經情深意濃，而對方竟也顯出前述一種恐懼委身症的徵兆，那該怎麼辦？首先，我們先來看看第一級恐懼委身症者的行為反應。如果對方在同意婚事之後不久，就突然切斷關係，變得漠不關心、保持距離或不愛講話，前後判若兩人的話，你還能夠算確定，他正是恐懼委身症者。

此刻，你可能絞盡腦汁猜想你到底什麼地方做錯了，或者你可以做些什麼事來修復這段感情的裂縫。要緊的是你得明白，這段感情結束不是因為你做錯了什麼事，而是因為你做對了。對方深受恐懼委身症之苦，而你絕不可能改變這個事實。這話聽起來雖然殘酷，但是你最好放棄希望，不要妄想這段情終會開花結果。然後你繼續過你的日子。

最重要的是；不要為所發生的事情自責。要從這個可怕的經驗中盡可能學習一些功課，並且不再重蹈覆轍。但是別忘了，大部分的人並沒有恐懼到那麼嚴重的地步。所以不要放棄再試一次的機會，也許你會找到性情更穩定的人。

在答應婚事之後突然無情分手的人，有時候可能在幾星期或幾個月之後，又回心轉意，尋求與你再次和好的機會。因為委身的壓力解除了，所以你曾經吸引他的那些條件又再度牽引著他們。他可能要求你再給他一次機會，並且（流淚）堅持他會待你一如往昔。這一招很容易讓人投降。

然而，別忘了，就意識層面而言，即使這個人可能很誠心；但是，他已經顯露了他非常了解自己為何答應你婚事之後，卻又拋棄你的行徑。有什麼證據可以顯示這個人現在對自己的了解程度已經改善了？除非他已經接受一項成功的輔導計畫，處理好委身恐懼感的問題，或者清楚表示願意這麼做，否則不要與他恢復感情。即使他已經改善了，你仍舊要存著戒心，直到你可以證明他處理委身的能力已有進步。

也許你現在的對象對委身的恐懼感比第二級好一點。如果他曾允諾要與你結婚，之後又再三反悔，卻仍舊想與你維繫情感的話，你有必要仔細了解他這種行為模式的原因何在。誠如我們先前提過的，出爾反爾的行為模式，可能起因於對神的帶領抱持不切實際的期望（亦即期待從神那裡得著不合乎理性的肯定感），或起因於抱持非理性的理想。然而，假如對方詭異的行為反應並沒有什麼明顯的緣由；或者，假如對方根本無法改變他的觀念，我得再次掃興地說，只要一涉及婚嫁，你必會處於困境。

如果你有約伯那樣的耐心，能忍受對方反覆無常，並且擅長用心理學的方式去處理人的問題；此外，如果你能接受不與他結婚的可能性，那麼，維持這段愛情是保險的。然而對方這種程度的恐懼委身症，非常可能需要靠專業輔導才能幫助他超越。

但是，第三級的恐懼感又如何呢？也就是愛情長跑了許多年，從不曾許下委身承諾，儘管彼此都非常有意思要結婚。我在年紀較長的單身者中最常遇到這類恐懼委身症。在此，我可以告訴你判定對方是否為這一級恐懼委身症的方法。如果你們的年紀都在二十五歲以上，且已交往二年以上，其中一方希望結婚，另一方則無法決定（即使他強烈渴望維繫深摯的關係），那麼他害怕委身的程度至少在中度以上。同樣的，如果有清楚的問題促使他無法作決定，則屬例外。而如果這問題解決了，他仍然無法堅決答應婚事，那麼原因很可能就是害怕委身。

此時你必須做個判斷，無論你決定分手或繼續走下去，都是合理的。如果你受得了，神將使用你的耐心、細心和堅持，協助對方克服猶豫不決的困境。你最好設想這種可能性永遠不會發生。然而，由於他們的恐懼委身症和結婚慾望並駕齊驅，慾望最後凌駕恐懼感是很有可能的。他也可能聽勸，接受專業協助。這一級的委身恐懼症者，比第一級和第二級的恐懼症者更容易協助。

尋求外界的協助

請注意，導致對方害怕答應婚事的恐懼感，可能也會促使他對定期協談所論及的委身和親密關係，感到忸怩不安。因此，雖然他會很熱切地答應尋求專業協助，但是如果他光說不練，也不用大驚小怪。你可能需要用格外溫婉的說服手腕，才勸得動他走出這個陰影（尤其是如果對方有高度的委身焦慮）。

如果你堅持除非對方老實地尋求協助，否則就分手的話，你應該設定如下的起碼原則：

一、他應該求助於擅長治療各種恐懼症、了解恐懼委身症緣由的牧師、心理學家、精神科醫師或專業輔導。這些人若是基督徒，那很好，要不然他們至少要能尊重求助者的信仰立場。因為他所需要的幫助是治癒特殊的恐懼症，而無關乎更廣泛的人生觀問題。所以最好找一個非常了解恐懼症緣由的人協談。（同樣的，如果有一位非基督徒醫生是替你開刀割盲腸的最佳人選，我會毫不猶豫地建議你去給他開刀。）

找到合適的諮商者需要花費一些工夫。你可以從詢問牧師開始，但是也不要躊躇著不敢求助於你的醫生或地方醫院。如果你不確定某一個心理輔導員是否具備幫助你的能力，可以找父親或母親與你同去協談，並且詳細請教他有關處理恐懼症的經驗。最後再判斷每個諮商者的能力是否符合你的需求。堅持下去，直到你找到一位你能信賴的諮商者。

二、一旦找到合適的諮商者，要緊的是你和對方就得開始一同或個別地找他協談，以便釐清你們需要什麼樣的輔導方式。這位輔導可能建議你的對象多做幾次協談（也許十次）。你有必要知道此事，並且確定對方真的赴約協談了。

三、當協談全部結束之後，你應該自行去找那位輔導談，以便評估對方的進步情形。

如果對方拒絕這一切，認為你逼人太甚，或者，假如他試圖逃避某些細節，那你就可以斷定他並不很認真想要克服委身恐懼感，而克服它是挽留住你的必要步驟。當對方的委身恐懼感高達一、二級時，要想獲得真正的醫治，需要你們兩個人一起勇敢地嘗試。如果你不想弄得這麼累，這是可以諒解的。如果對方有高度的恐懼委身症，那麼你不應該心存僥倖，等著不協談就有奇蹟出現，好比期待一個身體有病的人，不用透過專業協助就能痊癒一樣。

是的，神可以直接干預、醫治，祂也的確會這麼做。祂能醫治身體的疾病，當然也能醫治恐懼症。但是，你不應該扮演決定對方是否得醫治的角色。如果對方過去的委身記錄有出爾反爾的現象，責任應該在他身上，他應該保證不再以同樣的方式苦待你。要求具有專業協商技巧的人來協助他並不為過，如果必要，你也可以在這過程當中幫助他。

在下一章裡，我將更直接向害怕委身的人談話。我向這類人士提供一些指導原則來判斷是否要尋求協談，並鼓勵他們這麼做。我也建議一些他們能夠自行採取的措施（不論有無協談）來克服恐懼委身症。請鼓勵對方去閱讀下一章。對於如何幫助對方，以及是否堅持要對方尋求專業的協助，下一章提供了進一步的洞見。你讀了之後，或許也會覺得受益。

20

當問題出在自己時

但是，害怕委身的問題如果出在自己身上時，又該怎麼辦呢？該採取什麼樣的步驟處理它呢？

也許你早已經知道你有恐懼委身症，或者你閱讀到此，才開始懷疑自己害怕委身。如果你還不確定自己是否有恐懼委身症，我勸你只要回顧一下你過去的情史，便可知道。

你是否曾經擁有一段很想結婚的戀情，但是當對方願意以身相許時，你又失去興趣？現在這段感情已經結束了，你回想起來，會不會有點後悔，覺得你破壞一件好事？你是否曾經掉進出爾反爾的婚姻泥淖中——想結婚，但是每當做了委身承諾，就害怕、退縮？你是否曾經擁有一段關係長久的戀情，彼此都願意結婚，但是你從來無法作成最後決定？你是否有好幾次談戀愛，結果都落入上述的某些情況中？

同樣的，你的問題很可能出自於觀念偏差，而比較不是害怕的緣故。你可能期待神用某種戲劇化的方式告訴你，你已經找對人了，或者你一直對結婚對象抱持某些不切實際的理想。也許本書探討的內容已經協助你獲致更健康的觀念，而且你現在已經預備好可以邁入穩定的感情關係。

然而，如果你在觀念方面並未顯示有任何錯誤的話，你很可能便是有些不健康的恐懼委身症。對你而言，這是一件好壞兼俱的事情。好消息就是：你一定能夠克服這個困難。你的恐懼感不一定會阻礙你去進行你心底非常想做的事。壞消息就是：情緒上的掙扎很少能透過單一意志上的決心，或是一次超自然的醫治，就馬上克服。若要勝過它，就要付出持續不斷的努力。

然而，與恐懼委身症比較起來，這項努力是再值得不過了；它對你的益處，可能會超越於你的婚姻抉擇之外的許多方面。而且一旦你了解到所涉及之事，你也許就會判定：畢竟這條醫治之路不是那麼有脅迫感。

你也要鼓起勇氣。你正經歷的這些恐懼感（就像它們看起來一樣地令人有無力感），並不象徵著你有精神病或者是神經質的畸形人。你的經歷是極為普遍的，比基督徒通常認知的還要典型。恐懼委身症其實就是一種恐懼症，而幸虧恐懼症是可以被克服的。

我在稍後會提到一個問題，就是：「你是否應該尋求協談？」但是讓我們先來看一看，一些你能夠採取的措施（不論有沒有專業的協助）。你應該專注於下列五方面：

1 增加你對婚姻的渴望。恐懼症會使我們偏離非常熱切設定的目標，其簡單的理由就是：我們恐懼的強度超過了我們渴望的強度。為了要克服任何不合理的恐懼感，我們必須採取的第一個措施就是：盡其所能地增強我們的渴望。

這麼做本身有時能產生根本的變化。當你回想自己的一生，你也許能夠想起許多場合，就是：你害怕做某件事，但是當你的渴望增加時，你就覺得有決心去做了。當我們的渴望變得比我們的恐懼還強烈時，儘管有這些恐懼感，我們仍覺得有勇氣向前邁進。

不幸的是，你可能不會去挑選一本專為單身基督徒而寫的書，或是聽一場用來提升對婚姻的渴望之演講。基督徒的作品與教導幾乎普遍地力勸單身人士不要過分熱中於婚姻。有些較年輕的單身人士，他們擁有多重選擇，但需要在跳入婚姻之前，花時間去成長。雖然對處在這種情況的人而言，這也許是一種挽回性質的主題；然而，對於陷入恐懼委身症慣性中，較年長單身人士而言，這可能是在傷口撒鹽。這些人需要被鼓勵去欣賞婚姻的益處，而且要去珍惜這些益處，到足以超越他們的恐懼感。

所以，我想力勸你更努力去專注於這些益處。對你而言，這些益處包括了：

1. 你能夠持續與某個人分享最隱私的掙扎與喜樂。
2. 有個人來幫助你解決你最關鍵的人生抉擇。
3. 當你更年老時，你有個老伴兒。
4. 享受性關係的狂喜（沒有罪咎！）。
5. 擁有孩子、養育孩子；當你的孩子長大之後，你便能享受許多持續長久的關係。
6. 有了伉儷活動的入場許可。
7. 物質上的益處；因為有了配偶的幫助而有較佳的理財。
8. 發展一個家庭，在家裡你能夠有更好的休閒並服事別人。
9. 有個人來挑戰你去成長，神也會透過這個人（即使這人有稜有角）來幫助你學習更會付出愛，並且學習與他人建立關係。
10. 最後一點（但相當重要），一次就下決心作婚姻抉擇（所以你不再需要去為是否要結婚而苦惱）。

把這些對你而言是最重要的婚姻益處列出一張清單。每晚睡前復習這張清單，並且早上起來的第一件事就是復習這張清單。將這張清單用言語表達出來（大聲唸出來）。請隨身攜帶，白天有空時就復習幾次。

透過個人退修會來培養你對婚姻的渴望；這樣也許也有益處。將一天或兩天設定成安靜、愉快的情況，在此情況中，你不作其他的事，單單專注於結婚的益處。細細地思想最吸引你之處。在你內心裡有一種對結婚的渴望，用這段時光來多想想這個渴望。

2 增加對下列兩件事情的恐懼，即：害怕錯過結婚的機會，以及害怕錯過婚姻的益處。雖然許多人過分地焦慮於錯過結婚的機會，然而那些害怕委身的人卻往往對此不夠焦慮。對於採取容易的做法所帶來的後果所抱持的一些正當恐懼，總是使人有勇氣來採取任何困難的做法的因素之一。

請記住：人生不是無止境的，選擇也不會永遠出現。你對結婚的正反感情並存，所以對方因著你的這種感覺而受苦；不論對方忍受多久，忍耐不會持續到永遠。也許有一天他（她）會決定放棄這種曲曲折折的關係並轉移他處，而這一天也許會比你認為的還早來臨。

細細地思想結婚的益處，是一件重要的事；然而同樣重要地，你也應該注意到：如果你不採取行動，那麼你也許會錯過它們（甚至你應該對此感到焦慮）。請考慮一下：因著你沒有把握住眼前的結婚機會，你也許會錯過這個一生一次的機會。

如果你想要養育孩子，那麼極其重要的，就是要顧及你的生理時鐘。我在這裡是同時針對男人與女人說的。女人若想生孩子，到了三十五歲左右，往往會深刻感覺到時候過了；而男人則較易忽視他們的生理時鐘。然而如果你是男性，那麼請你記住：你在二十幾歲到三十幾歲時，與你接近中年比較起來，你更能夠跟得上養育小孩子的要求。事實上，男人與女人都要切記：不只是女人的生育能力，而且是有多少力氣來養育孩子。

恐懼委身症的可怕後果就是：它使你無法去做你真正想做的事。如果你屈服於恐懼委身症的話，將會導致某些後果。認識這些後果，對於勝過它的轄制，這是重要的一步。

3 放棄不合理的理想。對婚姻的不合理的完美主義（如同我們提過的），其本身可能就是個問題，而且不見得象徵著恐懼委身症。然而，害怕委身的人之中，大部分的人對他們未來的伴侶抱持著過分完美主義的標準。

審慎檢視你自己的看法。如果你已經開始閱讀本書的「恐懼委身症」這個部分，那麼翻回去看前面的部分（尤其是第三單元判斷相不相配的問題）也許對你有益。如果你發覺到（以全然誠實的態度）你對配偶的標準太過完美主義，那麼請努力修改你的期望。把焦點放在對方的正面特質，並且對更人性的特質，學習去一笑置之。請記住：與一位未能完全符合你理想的人結婚，並不只**尚可**而已，而且是**必須**的，其目的在於進入一個美好的婚姻。神所賞賜的配偶是合適的，而非完美的。

你不需要把「找到一個完全符合你一切理想的人」這個負擔加在自己身上；你若明白這一點，可能使你甚感安慰。請享受從更具彈性而來的自由。

4 讓你對神的引導所抱持不合理的擔憂離開吧！同等重要的是：對於神的引導，你抱持著某些期望，這些期望不應呆板（這可能是除了恐懼委身症之外的另一個問題，但往往伴隨著恐懼委身症）。渴望順服神的旨意是重要的。但是若不以理性思考了解這個人與你很相配，卻期待神給你一個特殊的兆頭來告訴你應該與這個人結婚。在我們的決定中，絕大部分是神透過管理我們的思想來引導我們（即使我們也許不覺得我們似乎正在被神引導），而非透過戲劇化的方法。神通常不會免除我們作抉擇的責任，甚至是與婚姻一樣重大的決定。對於你的選擇，要尋求合理的確定，但不是百分之百的確定。

如果你尚未讀過本書第二單元裡的神的引導，那麼閱讀這個部分也許對你有幫助。《明白神旨意》（*Knowing God's Will*）也是一本深度處理這個主題的一本書。

5 管理你的恐慌反應。恐懼委身症最令人感到無力的一面，往往就是恐慌反應，這種反應是你並不完全了解的。你只知道，每當婚姻或訂婚的可能性逼近你的舒坦界限時，它就出現了。許多患有委身焦慮的人告訴我，與此有關的嚴重病態性恐懼反應，包括失眠、無法好好進食、心悸。

幸好，不論原因為何，對於管理恐慌反應（甚至完全解除它們），有很多是你能夠做到的。需要操練，但是做得到。因為恐懼的情緒與生理反應連結得非常緊密，所以改變這些生理反應能夠顯著減少恐懼的感覺。心理訓練也是有幫助的，尤其是當它開始的時刻，付出堅決的努力去停止盤據於內心的思想。這裡有一些措施通常是被恐懼症治療師所認可的，可以有效地與恐懼感的攻擊搏鬥。[2]

1. 練習腹式呼吸。當我們有壓力時，我們對氧氣的需求增加。通常我們會呼吸比較急促，但是都吸到胸腔裡了。這種「胸式」呼吸是部分由於我們對軍事姿勢（「縮腹、挺胸！」）的推崇。然而，這種姿勢中，我們的肺無法擴張到接受全部空氣的容納量。結果是，我們覺得需要更快地呼吸，而且也許會太過呼吸急促，甚至於昏倒。當我們處在壓力之下，我們需要抗拒對胸式呼吸的自然傾向。讓你的腹部放鬆下來（必要時，就讓它垂下吧！），然後慢慢地深呼吸，把空氣吸到它裡面。屏住呼吸幾秒鐘，然後吐氣。這樣會有顯著的鎮靜作用。持續如此行，直到你的控制感回來。

2. 將易於緊張的肌肉放鬆。當下你覺得恐慌又回來時，請注意一下你肌肉的反應。你是否握緊你的手？緊緊地交叉雙腿？合攏你的雙臂？緊繃你的胃部肌肉？把你的腳指頭夾在一起？許多人（就像我）會咬緊牙齒。這些反應都會增加我們壓迫感的程度。事實上，咬緊的下巴能夠產生若干其他悲慘的副作用，包括頭昏眼花、聽到的聲音失真、偏頭痛，以及面部的疼痛。

學習辨認你在壓力之下的肌肉反應，然後付出有意識的努力去反抗你的自然傾向。當你覺得緊張時，練習放鬆你的肌肉。張開你的手，讓它們輕鬆地下垂。讓下巴放鬆。對於交叉雙腿或夾緊兩腿的誘惑，要抗拒這種誘惑。當放鬆肌肉配合適當的呼吸時，就會大大減輕壓迫感與緊張所造成的生理反應。當我們照著這些練習時，對於焦慮反應的控制力，就會感到大得多了。

3. 休息、飲食、運動及一般性的時間管理，都要遵循一個健康的常規。我們需要採取明智的措施，適當地飲食、休息、運動、審慎管理時間。一般說來，任何對我們的身體有益的事情都能夠減少我們一般性的壓迫感程度。就像許多人一樣，當我焦慮或恐懼時，我的胃口變小。不過，我發現當我忽視平常的飲食習慣時，我焦慮的老毛病就更嚴重。如果我對一個旅程或演說感到緊張，我就把飲食當作是自律的行為（在其他的時間，飲食則是一種美好的慶祝，但不是現在）。我要求自己飲食正常，即使我不特別渴望這麼做。我屢次發現這個簡單的措施（讓胃裡保持有食物）減輕了壓迫感。

4. 練習「停止思考」。最後，我們需要採取一個大膽的心理鍛鍊的措施，來阻止強迫性的思考。處理恐懼症的專家推薦「停止思考」的練習。

當不合理的恐懼感跑進腦海時，你就立刻在心裡呼喊：「**停下來！**」（如果周圍沒人的話，你就可以喊出來）。下面這個方法也許有幫助。請想像一個畫面：一位警察舉著一個大型的「停車再開」的交通號誌，不停地吹口哨命令你停下來。每當不合理的思想困擾你時，要絕對貫徹執行。要堅持讓不合理的思想停下來。然後，立刻用愉快的思想來取代恐懼的思想。請想想一個令你覺得釋放或鼓舞的情境。也請你提醒自己：神絕對關心你、祂所希望的是對你最好的、祂饒恕你、祂完全接納你的感覺。

對於這種因應措施，貫徹執行、堅持到底是件重要的事。當你結合了我所建議的其他操練時，經過一段時間，「停止思考」能顯著地幫助你改變恐慌思想的模式。

這些措施能大大幫助你減輕這種令人失去鬥志的焦慮委身感，以及其他恐懼症的反應。如果你真心要克服慢性的恐懼委身感，那麼就要認清：你透過學習而獲得的情緒反應是問題的一部分，你已發展出一種恐懼委身症的習慣。幸運的是，習慣是能夠被打破的。你根本不一定要成為逃避現實型的情緒受害者。

神賜給我們能力去緩和恐懼情緒，這種能力比我們通常所知道的還大。我們甚至能夠扭轉對恐懼情境時的本能反應。

我應該尋求專業的協助嗎？

剩下的主要問題是：「你是否應該尋求專業的協談來幫助你克服恐懼委身症？」幸運的是，與二、三十年前相較，對於因尋求專業的協談而被貼上羞恥標籤的情形，現在已經改善很多。不過，你仍然也許對此感到神經過敏（尤其是如果你以前從未找過心理輔導）。

讓我提醒你，恐懼委身症使你無法去做你想做的事。我力勸你要愛自己，使你願意盡你所能地克服這個問題。在幫助你得到控制力的事上，協談能夠帶來根本的改變。而且，你可能將會發覺這個過程遠不如你所想像的那麼令人不安；而覺得很享受在其中。你能夠與良好的諮商者分享最隱私的掙扎，卻不會被論斷，並且得到建設性的忠告；因為這忠告觸及你生活中獨特的細節，所以它超越了任何書籍或演說所能提供的。

「對你而言，協談是不是適當的作法？」為了要作這個決定，請考慮下列四項因素：

第一、你的恐懼感的嚴重性。儘量衡量你的恐懼委身症的強度。請使用我們在第十八章所提到的四個等級，以了解你的恐懼感可能落在四級中的哪個地方。

當你衡量恐懼感的嚴重性時，請特別考慮你在人際關係中的行為。你是否曾經在承諾要結婚，但是卻在短時間之內就放棄了？是不是不只一次？在現在或以前的關係中，你是否曾經表現了「出爾反爾」的恐懼委身症？這兩種類型的其中之一似乎是你的習慣嗎？如果是的話，那麼你的恐懼感幾乎確定是第一級或第二級。

在這種情況下，我鄭重勸你去尋求專業的協談。這些類型表示你壓抑你的恐懼感，也許別的感覺也被你壓抑了。你並不很了解自己。稱職的諮商者將會幫助你更能辨認你的感覺，而且對這些感覺作出健康的回應。在你生活中的一切領域裡，這樣的了解對你而言將是無價的；而且，為了協談而花的時間與費用，都會因著這樣的了解變得非常值得。此外，這樣的了解也許使你完全改變——你能夠從「無法控制你的恐懼感」，變成「持久委身於婚姻」。

第二、你的家庭背景。沒有人來自完美的家庭。然而，如果你受到的教養方式是高度否定型或謾罵型的，那麼你很可能自然地傾向於害怕擁有成功的人際關係。如果你得到品質良好的人際關係（這是你的父母從未享受過的），那麼你也許會有罪惡感。而且，因為在你童年時期，良好的人際關係被剝奪，所以堅定的愛是存在於你的安樂窩之外。雖然在某種程度上你渴望良好的人際關係，然而當它在你的掌握之內時，它似乎是不受注目的；你比較本能地被某些你所得不到的人際關係所吸引。

好的諮商者能夠幫助你：⑴探究你的背景；⑵找到一些因素，這些因素導致你破壞了良好的人際關係；⑶學習作健康的選擇，這種選擇能超越你搖擺的情緒。

第三、你解決自己心理議題的能力。有的人天生就比其他人更擅長於運用心理學上的思考，並且了解我們的心理性質。在過去，對於辨認情緒掙扎的原因以及克服它們，你有多成功呢？當情緒問題嚴重擾亂我們的生活時，大部分的人從外界得到協助。

第四、對方的需要。即使你確信你不需要外界的協助，請你仍然要考慮你向對方的聲明。如果在你所處的關係中，你已經表露了恐懼委身症，那麼對方已經無法信賴你了。尤其是如果你已承諾要結婚，但之後又撤消它，那麼對方也許會覺得難以信賴你會付出各種的努力來處理恐懼委身症。

藉著你同意去接受協談，你向對方表明了你正採取積極的措施來處理這個問題。這也顯示你對此事負責。這樣也許能使得對方覺得應該給你更多時間去變得能坦然委身。

在決定是否要尋求專業協談時，請慎重考量對方的需要，以及你自己的需要。

下定決心

讓我強調一下，某些或許是明顯的事情。你對人際關係中的委身有恐懼感，這個事實意味著你或許對協談所要求的委身也會不自在。請把你的心理作一百八十度的轉變！採取堅定的一步去委身於與諮商者聚會，並且持續那個委身；這麼做本身就是有益健康的。它將會對你生活的其他一切領域都有正面而廣泛的影響，通常能幫助你變得更坦然地委身。

如果你知道，或是有點感覺到，你需要諮商者的幫助，那就接受這個挑戰。第十九章的末尾列出了一些指導原則，用以尋找合適的諮商者。復習它們，並且針對你的需要找一位合適的諮商者，然後委身於他（她）所建議的聚會。處理這個場合將會使你感到獲益匪淺。

至於進一步的讀物，我已經寫了一本書，整本書都是關於如何克服恐懼委身症，書名是《委身的焦慮》。你會在我們尼希米差會（Nehemiah Ministries）的網站（www.nehemiah-ministries.com）得到幫助。

處置正常的恐懼感

最後，誠如我們強調，在跨出像婚姻那樣重大的步伐時，有些害怕，那是正常的事。有些恐懼感事實上是健康的，因為它將促使你對考慮終身大事抱持審慎的態度。只要它不致癱瘓你，或促使你遠離結婚的好機會，那便是良性的害怕。假如你已經答應婚事，或正準備答應，且經歷尚可處理的一些疑慮，你也許不需要尋找專業的協助（但是去找牧師或輔導也無傷）。你此刻最需要的是，要確定你有這些疑懼不是不正常的，這並不意味著你在作此決定時，缺乏神的引導。

你也可能發現，進行短期的個人退修非常有幫助。找一個令人愉快、可以深思的地點安靜一兩天。全面檢討你想與對方結婚的理由。如果在這樣的深思熟慮之下，你對自己的抉擇感到自信，那麼儘管結婚去，不要讓正常的緊張害怕阻礙你。

相信神必以豐盛的恩典保守你，甚至在你作了錯誤抉擇的時候，重新引導你。然後要扶著犁往前走，不要回首。

也別忘了，我們對未來的焦慮，多半起因於擔心我們不知該如何處理某些特定的問題。然而，聖經應許說，神必會賜下我們所需用的恩典，來處理每一個人生的偶發事件。整本聖經一直在強調這個原則，我最喜歡的一段經文中對此點更是表露無遺：「從祂豐滿的恩典裡我們都領受了，而且恩上加恩。」（約一16）希臘原文作「恩典接著恩典」，意指神的恩典不斷供應；更特別的是，在我們生命的每一秒鐘，神都賜下新的恩典！但是，恩典的特性就是：除非到必要時刻，恩典是不會降臨的。我們的焦慮來自於，我們試圖精確地預測神將如何賜下恩典解決我們的問題。但是，直到恩典降臨的那一刻為止，我們絕不會知道答案。我們唯一知道的只是，當時候到了，就必有恩典臨到。這就是為什麼耶穌要敦促我們，一天的難處一天當就夠了（太六34）。

對恩典的這種認識，也許是你在邁向婚姻，面臨許多前途未卜的因素時，應該謹記在心的最重要思想。你所擔憂的大部分問題都不會發生，即使發生了，神的恩典必豐富地滿足你的需要。

基督希望基督徒的生活是個奇遇、冒險。我們最大的快樂和收穫便是生活中有了一定程度的奇遇。坦白說，現代的福音派教導太強調安全的方面；事實上，聖經更強調憑信心跨出冒險的步伐。神確實透過婚姻滿足我們安全感的需求，而我確信神在設計人類生命的時候，婚姻裡冒險的那一面是更重要的。一旦我們接受信心的步驟包含冒險的說法時，這冒險性的一步便比較容易跨出去，挑戰也變得比較不恐怖了。

如果邁向婚姻的想法會嚇壞你，你不妨把它想成這不啻是冒險的好機會。

堅守這樣的想法。

並且堅信基督允諾提供給你的保護和恩典。

謹記這些確據，勇往直前。

縱身跳進！

願神與你同在，保守你在婚姻路上的每個步伐。

附錄一
該不該約會？

總是有一些教會與事工已經在勸阻約會或是禁止約會；他們提供會友替代方案來尋找結婚的對象。隨著哈里斯的《不再約會》與饒尼克（Don Raunikar）的《選擇神的首選》（*Choosing God's Best*）之出版，對於這種「不約會型」尋偶途徑的興趣，成為一九九〇年代晚期的主流[1]。

哈里斯與饒尼克均認為，約會是一種極具高度缺陷的過程，以至於人若認真尋求神所安排的最佳婚姻，就應該全然摒棄約會。相反地，要相信神（最終的媒人）將會找到一個方法把你引導到未來配偶的面前，沒有約會的必要。祂可能會使用朋友、家人，以及教會的朋友來幫助你找到伴侶。你應該在同意與他（她）有親密關係之前，就非常確信此人就是神為你選擇的伴侶；一旦開始交往，就應該視它為一條「不歸路」，這條路就是婚約，應當只以婚姻作收場。

哈里斯寫這本書時只有二十一歲，他相當幽默、謙虛地表達他的哲學。他承認有的人不會同意他的看法，而且「不約會型」的尋偶途徑，對每一個人來說，也許不都是完美的答案。但另一方面，饒尼克的語氣就比較強硬，他斷言約會在本質上就是一個試探陷阱，使人因著約會而不可能尊重神。他提出「相親」（courtship；譯者註：原意為求愛或求婚的行為、過程、或時期，但作者加了引號，故根據上下文取其引申意）作為約會的替代方案；透過「相親」，你可以在非正式以及群體的情境裡與某個人熟識，足以判斷此人是不是神為你預備的對象。你們向彼此聲明，確信你們應該結婚，然後立刻訂婚；饒尼克堅持這整個過程通常應該是簡短的。

本書主旨不是約會與尋偶過程，而是要好好判斷**是否要與你現有的對象結婚**。本書是為了那些已經認真交往或正在考慮當中的人，要幫助他們明白神的引導、衡量他們是否相配、超越不合理的恐懼感。我所推薦的原則，不論你的尋偶過程為何（「約會型」或「不約會型」），應該都適用。

不過，因為我們的尋偶過程一定會影響我們如何決定是否要與某個人結婚，所以我必須至少簡短地提出這個約會議題。如果我所選擇的尋偶過程讓我能與某個人熟識，我就能對「是否與這人結婚？」作一個有見識的選擇；否則，我也許將會被迫依賴預感或是從神來的不尋常引導。

如果我想結婚，但選擇不約會，那麼對於是否與某個人結婚，我必須清楚自己預期要如何去作一個負責任的決定。除了約會之外，我有沒有一個可靠的方法來讓我跟其他異性熟識？在我所能夠信賴的人中，有沒有人幫助我尋找、辨認適合的對象？我是不是合情合理地認為自己能夠找到某個人，這人在沒有經過典型的約會過程情況下，願意考慮與我結婚？

這些問題的答案中，有太多是否定的。這是我對「不約會型」哲學的主要擔憂。在今日的美國，大部分的社會情況裏，極難在不約會的情況下與某個人很熟識，且足以能負責任地作婚姻抉擇。大部分的人都沒有其他夠資格而且預備好的人，能夠在這過程中幫助他們。因此人們傾向於在開始認真交往之前，向神尋找不合理的引導，為要得知某個人就是神所預備的對象。於是人們變得敏感於將神旨意靈異化，也敏感於對事前的把握之期待（這其實是我們所勸阻的），這帶來一切可能造成的問題。如果我根據這種「引導」而承諾要與某個人結婚，一旦我更了解這個人之後，才發現到我們對婚姻而言並不相配，那麼我就沒有轉圜的餘地了。

還有一個相關的問題就是，在我們的社會裏，大部分的單身人士都難以遇到某個人願意在沒有經過約會過程的情況下考慮結婚。他們所抱持的「反約會」立場，也許會嚇跑那些潛在的候選人。

傳統的媒妁之言相當管用

不過，不一定非這樣不可。約會在社會上普遍實行了不到一百年，而且只是在世界上的少數部分。綜觀大部分歷史，大部分的人都沒有透過我們現在所知道的約會方式，就找到他們的配偶。傳統的尋偶途徑，今日在許多國家仍然常見，並且廣為社會所支持。

有些地方自古至今都盛行「不約會」的媒妁之言，然而在這些地方，媒妁之言絕不是不負責任的過程。典型的情況是全社會都為媒妁之言做好準備了。要尋找對象之當事人的父母、親戚、朋友都來幫助他（她）尋找合適的人，而且往往會雇請熟練的專業媒人。被配對的當事人是被動的，其他的人則非常主動去尋找與當事人的家庭背景、性情、目標、期望等相配的對象。對傳統的媒妁之言來講，雖然信仰往往扮演重要的角色，然而也有很多人為的主動參與。

聖經中所啟示的實例

媒妁之言因有關鍵性的社會支持，確實地實行著；我們不一定要從聖經以外去尋找傳統媒妁之言的極佳範例，亞伯拉罕努力為兒子以撒尋找伴侶，就是一種實例。

亞伯拉罕在為以撒尋找合適伴侶的事上，他遭遇到極大的挑戰。以撒要娶的人不只必須系出亞伯拉罕的本地本族，而且必須在屬靈和個性上與以撒相配。至於亞伯拉罕當時所居住的迦南地女子，則被排除在外。

因此，亞伯拉罕做了十分合邏輯的事。他決定要到他老家哈蘭地區去尋找。由於亞伯拉罕年老體衰，無法自行前往，於是委託一位值得信賴的忠僕代他前去。

每當我們想到聖經中這一段令人愛不釋手的浪漫插曲時，我們總不免想起亞伯拉罕的僕人如何透過禱告尋求神的引導，如何戲劇化地被神引領到利百加的面前。這個故事記載在創世記中最長的一章（第二十四章），它深深地強調禱告與信心在這個引人注目的旅程中所扮演的角色。

然而，這段經文也同樣強調，行動是尋找利百加的一個過程，而且是勇敢的行動。亞伯拉罕拒絕受地理因素的限制，他的僕人也相當有勇氣的向利百加及其家人表明他的任務。利百加大可拒絕他，而且如果利百加的家人不相信他，很可能他會因此失去生命。

這個故事指出了以撒時代的整個社會結構，如何幫助他與利百加找到對方。以撒需要尋找伴侶，亞伯拉罕堅決將焦點放在這一點。他的僕人與幫助者都扮演了關鍵性的角色。利百加、拉班與其家人的期待也是同樣重要。當他們一聽到利百加有機會與以撒結婚，他們就毫不含糊地願意讓她去結婚。他們並沒有期待以撒一定先要**親自**向利百加表現自己。

綜觀歷史，在無數的社會裏，有效的媒妁之言的核心，就是這種帶著期盼的社會風氣，以及個人的主動性。這可以用來解釋為什麼「不約會」的媒妁之言是這麼管用。

今日北美的現實情況

這也可以用來解釋，為什麼在今日的北美社會，「不約會」的媒妁之言不可能這麼管用。雖然有些社會裏，從以前到現在，對媒妁之言（而不是自己的主動行為）提供了社會支持的環境；然而對於二十一世紀的北美社會而言，大部分的環境根本就沒有這樣的風氣。大部分的人從小就預期自己要採取相當多的主動行為來尋找伴侶，並不依賴別人來為他們尋找伴侶。我們有義務要作一個負責任的選擇（這個選擇也許在過去的世代是別人替我們所作的）。大部分的人認為約會是熟識某人的一環，以至於可以用負責任的態度決定是否與對方結婚。

在我們的社會裏，大部分的人視約會為一個典型的過程；如果你沒有經過這個過程，卻期望神提供你一位伴侶，那麼你也許會被推到健康的信心界限之外，而淪為臆測（甚至淪為試探神）。下述的想法也許是天真的：在我們的社會風氣之下，你以為你不約會就能夠熟識某個人，且熟識到足以審慎決定是否與這個人結婚。同時，下述的想法也許是傲慢的：期待某個人沒有透過人們所預期的社會慣例被你追求，就會願意與你結婚。

不過，下述情況則是例外：如果你是某個社會環境中的一員，該社會支持「不約會型」的媒妁之言，並且提供一個可靠的、負責的方法來讓你認識相配的對象。《不再約會》的作者哈里斯所指的就是這種情況。哈里斯所屬的教會是在馬里蘭州蓋社伯格（Gaithersburg）的生命行道會（Covenant Life）；該教會鼓勵他們的會友不要約會。教會裏的長老與其他人主動幫助單身人士尋找相配的人結婚。在華盛頓特區的郊區也有一個人數眾多的教會，他們擁有頗多的單身人口。因為他們的社會風氣支持「不約會型」的媒妁之言，所以他們常常舉辦一些活動（有計畫的或是自發的）來讓弟兄姊妹彼此認識，而不是私人的約會途徑。

在生命行道會，單身人士委身於在不約會的情況下尋找合適伴侶的想法，也許是出於信心的負責作法。在下面的情況之下特別是如此：如果她同意這個教會的神學傳統，並且積極參與單身人士的活動，又付出合理的努力去讓別人知道她對結婚有興趣。

魯迪的兩難

魯迪的情形卻是多麼與眾不同。魯迪（三十二歲，單身，基督徒）住在印第安那州的西便（West Bend）。他非常想結婚，但是厭煩於約會的場面。他讀了哈里斯與饒尼克的書，也喜歡他們的哲學。他正認真考慮要全然放棄約會；作為一種基於信心的行為，他信賴神會在不約會的情況下帶給他理想的伴侶。

然而，魯迪卻沒有去留意，在他周遭是否有任何教會有龐大的單身青年團契，鼓勵、支持「不約會型」的媒妁之言。在他所屬的小教會裏，要碰到相配對象的希望似乎是零：整年下來，沒有一個新的單身人士參加這個教會，而且根本沒有開始努力去建立單身事工。因為魯迪的家人長期參與這間教會，所以魯迪覺得要委身於這間教會。他在這裏教兒童主日學，他也喜歡這項有果效的事工。

數月前，在公司的野餐活動中，他遇見了凱蒂；凱蒂任職於同一家大公司的另一個部門。當他們聊天時，他們發現，他們兩個人都在印第安那大學透過同一個校園事工成為基督徒。這個接觸點使得魯迪在公司的自助餐館恰巧碰到凱蒂時，他能坦然與凱蒂一起吃午餐。

因為他們的午餐時段不配合，所以這種情形只發生了三次。

魯迪對凱蒂印象深刻，想要更認識她。他也察覺到凱蒂被他所吸引。魯迪近幾年來所遇到的女子中，凱蒂就是這位他所能想像的婚姻伴侶。然而他了解到，在他斷言他倆確定該結婚之前，他必須更認識凱蒂；而且凱蒂當然需要一個平等的機會去認識魯迪。他不知道是否有辦法從頭到尾都不約會就達成這個目標。

不幸的是，魯迪跟凱蒂的朋友都不熟；而且他也無法坦然以冷靜的態度向凱蒂的朋友打聽關於凱蒂的背景。魯迪也沒有朋友會願意或是能夠針對這件事出來幫助他。他們除了同意花時間在一起之外，沒有一個明顯的方法讓他們彼此能夠變得了解。

魯迪正考慮打電話給凱蒂，並向她解釋他的處境。他想要告訴她：他被凱蒂所吸引，而且想要知道是否他們都願意考慮對方是潛在的婚姻伴侶。他想要向她解釋，他已放棄約會（及其原因），但是願意接受任何「非約會」的活動，使他們有機會加深他們的關係。他們能夠重新安排時間表，好讓他們有更多在自助餐廳一起吃午餐的機會嗎？他們願意花時間通電話及寫電子郵件嗎？凱蒂有其他的建議嗎？

針對某些方面，魯迪對凱蒂的了解是準確的。凱蒂被他所吸引並可能願意考慮與魯迪結婚。她可能的確會成為他很好的伴侶，如同他也可能會成為她很好的配偶。然而凱蒂是文化下的產物。長久以來，她期待她的合適伴侶會透過約會向她求婚。在屈指可數的約會之前就認真地論及婚嫁，這使得她也可能認為魯迪（或任何男人）是虛偽矯飾的。凱蒂從未聽過下述觀念：兩位成熟的基督徒在沒有約會的情況下，就表明他們都願意考慮結婚。

進退兩難的是，在他們的關係並沒有進一步發展的情況之下，如果魯迪試圖向凱蒂解釋這個「不約會」的觀念，那麼對她而言將會是一個太大的跳躍。由於凱蒂跟魯迪並不熟，她將會擔心，魯迪對約會的不安，反映了不健康的特徵，即：懶惰、財務不佳、忙碌、或是害怕委身。

沒有過程完美的媒妁之言

那些提倡「不約會型」尋偶途徑的人會堅持，魯迪應該全然信賴神會去改變凱蒂的心。如果神真的希望魯迪與凱蒂結婚，那麼祂會在「無約會過程」的情況下使這樁婚事成為可能。他們列舉了魯迪必須踏出這個信心步伐的主要理由如下：對基督徒而言，約會在道德上是一項危險的活動。因為我們都認為約會必須是隱私的，所以這個期望不可避免地引入不成熟的親暱行為及性行為。

雖然約會的確引起獨特的危險，我卻不同意，約會對基督徒而言一定是個試探的無底坑。事實上，我認識有上百位基督徒擁有美好的婚姻，而他們是透過約會的途徑而結婚的。許多人是這麼做的，而且並沒有降低他們的標準。許多人帶著過去約會所經歷的正面回憶，當作是個人成長的重點（提倡「不約會」的另一理由是，約會往往留給你罪咎與痛苦回憶的疤痕）。

事實上，任何把人撮合在一塊兒的過程，都會展現出它自己本質上的問題與試探。哈里斯與饒尼克推薦「相親」作為約會的替代方案，也絕非例外；我知道有人被這種過程傷得很深，也有不幸福的婚姻是導因於這種過程。「不約會」哲學的主要謬誤在於它假定：藉著改變人們如何相遇與追求婚姻的過程，就能除去或大大減少罪惡與拙劣的判斷。其實這根本就行不通。人的心比人所從事的任何活動更能導致罪惡；在任何的人生活動之中，罪惡將會找到一個方式展現出來。

我們一定會透過不完美的過程進入婚姻；如同我們一定會決定與一位未達完美的人結婚，也如同倘若我們想要得到美好的婚姻，那麼我們一定會勉強接受許多不完美的情況。沒有過程完美的媒妁之言以及任何人為的努力。

我們能夠正直地約會。凡是決定要如此行的基督徒，需要審慎面對約會的挑戰，既不降低他們的價值標準，也不損害他們的一生。而且他們能夠透過這個過程找到合適的伴侶。

魯迪假定神將會帶領凱蒂成為他的婚姻伴侶（不透過約會來追求凱蒂），但我相信這對魯迪而言並不合理。如果神想要這麼做的話，那麼祂不是不能這麼做。下述兩種情況並沒有很大的差別。情況甲：魯迪期待神會以這種方式為他找到伴侶。情況乙：魯迪期待神為他提供一個新工作，但是不需要他經過典型的應徵過程與社交禮節（這些本來是追求這個職位的一部分）。我們立刻了解到：對於經營我們的一生，我們需要遵守社會期望來謀職；在尋找婚姻伴侶的事上，應該也是如此。

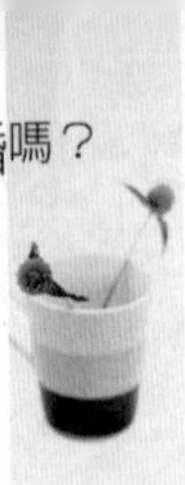

顧及我們的社會情況

今日美國的單身人士多半是像魯迪的處境，甚於像哈里斯的處境。如果他們想盡量在「不需約會」的情況下找到伴侶，那麼他們簡直就沒有適當的、充足的社會系統來讓他們這麼做。即使他們能夠將這樣的網絡放在一起，仍然要有下面的必要條件才能行得通：被看上的人要了解並同意這種「不約會」哲學。就像凱蒂，這位被看上的人可能太習慣於約會的習俗，以至於無法放棄這種習俗；而且也許會懷疑那些想規避約會的人有隱藏的目的。

魯迪期待神會在「不約會」的情況下為他預備配偶；除非人把自己放在一個社會環境中，在該環境裏這種期待廣為其他人所共有，否則對於像魯迪這樣的人而言，抱持這種期待並不合理。

我得趕快告訴你，我感謝哈里斯與其他的人，他們努力去改善社會上的尋偶方式。任何能夠使這個過程更少痛苦、更不易於自私自利的操弄，都是值得稱許的措施。然而，這項努力應該特別針對那些位居相關職務的人，即：牧師與基督徒領袖。例如，牧師應該被要求去使媒妁之言成為他們教會的責任，包括：第一、設置一個人際網絡，讓這些人去幫助單身人士尋找適合的伴侶。第二、鼓勵會眾願意接受「不約會型」的尋偶途徑。

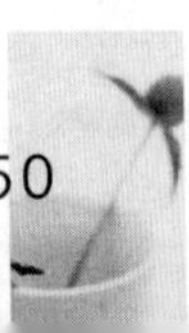

不幸的是，對於這點的努力，卻已經主要被拿來針對個別的單身人士（輔導這些單身人士放棄約會，並且信賴神會透過別的方法為他們預備配偶），而非那些領導階層。相反地，這些人應該被鼓勵透過某些過程去尋找伴侶，這過程合乎他們適得其所的社會情況之風俗習慣。如果他們能夠換到另一個較佳的社會情況，那好；但是如果他們認為不得不留在原地，他們就必須按照現實情況而活。如果約會是該社會裏根深蒂固的風俗習慣，那麼他們就不應該被勸導去放棄約會，而是要去約會，並且是按照最高的道德標準與愛憐而行。

當保羅聲明，他向甚麼樣的人，就作甚麼樣的人（林前九22），他陳述了一個極其重要的原則，這原則不只是針對宣教士與福音工作，而且是針對生活的每個領域。重點在於：當我們努力去達成任何目標時，我們應該付出合理的努力去適應風俗習慣，以及與我們有關的人的期望。我們如此行，是適當地經營我們的一生（在我們的崗位上好好發揮、負責任地全力以赴）。如果我們不付出這些努力，卻期待神將成功賞賜給我們，那麼這不是健康的信心，而是臆測。

我們必須使自己適應別人的傳統；這應該應用於尋找伴侶及其他領域。在與我們一起生活或是社會化的人們當中，如果約會是主要的尋偶風俗，那麼我們應該假定（而且不是強制性的理由）：我們將會透過參與其中而找到神的首選。

如同生活的大部分領域，古老的原則可應用於這裏：「入境隨俗」。

附錄二
不完美婚姻的誓言

我們小時候聽說過美麗的公主迷上英俊的王子，然後過著幸福快樂的日子。卻未提到人性的怪癖與弱點，但這些東西卻是每個人都有的標準配備。如果我們從小就期待一個童話故事般的婚姻，那麼失望就將會展現在眼前。

你們各自對對方的期望以及各自對自己的擔憂，都使你們無法成為完美的配偶；在你們結婚之前就一起討論這些，這是一件重要的事。不完美是人生的一部分；當你們承認這一點時，將會拿掉婚姻裏的巨大壓力。你們將會努力去營造一個互相滿足的關係；而當艱苦時刻隨之而來時，你們將不會懷著罪咎與羞愧。

這裏有一些「誓言」也許能對你們的討論有幫助。沒有兩人能活出完美的婚姻；當你們面對這個事實時，你們也許非常想一起讀這些誓言。或者，你們能舉行個小小的儀式（私下的或是邀幾位熟朋友都行），在這個儀式中，你們保證：即使不完美，仍會彼此接納。你們甚至能把一些話（強調要彼此接納兩人的不完美），包含在婚禮中。歡迎你們逐字地使用下面的聲明，或作一些修改，或是讓它們啟發你們去寫下你們自己的「不完美婚姻的誓言」。

各別地向對方朗誦（背誦或照著唸）：

我希望妳（你）是一個完美的妻子（丈夫）。我在此保證：我願意放棄這個不切實際的期望。妳（你）是一個美好的人，但是沒有人是完美的。我將會盡量不向妳（你）要求完美。

同樣地，我一點也不完美。我請妳（你）忍耐我的人性。我會以下列行為作為回報：我會試著傾聽、合作、饒恕、請求饒恕；如此一來，我們的關係就能夠是敞開的、互相滋養的。

然後，兩人一起朗誦或大聲唸：

對於在耶穌的時代的非常墮落、又有缺陷的人，耶穌應許了一個既豐盛又喜樂的生命。透過倚靠神，我們一起尋求那豐盛的生命，這生命就是：當我們走過這些共同的歲月，我們擁有良好的溝通、誠實、歡笑，以及內心深處的喜樂。

我們承認：神賞給我們婚姻，不只是為了我們的發展，而且是為了我們的自我實現；不只是為了強化我們的信心，而且是為了加添我們的喜樂。我們指望神透過婚姻中的歡樂與挑戰，賜下恩典使我們彼此相愛。經過婚姻的過程，願神加添我們能力以基督的愛來愛人。

附註

第一章

1. M. Blaine Smith, *Overcoming Shyness* (Downers Grove, Ill.: InterVarsity Press, 1993).中譯本：《台上台下 Easy Talk》（台北：校園）。
2. M. Blaine Smith, *The Yes Anxiety: Taming the Fear of Commitment in Relationships, Career, Spiritual Life and Daily Decisions* (Downers Grove, Ill: InterVarsity Press, 1995).

第二章

1. Rhena Taylor, *Single and Whole* (Downers Grove, Ill.: InterVarsity Press, 1984), pp. 6-7.
2. 像是保羅在以弗所書第五章 21～33 節中，對婚姻的看法，他將夫婦關係比擬成基督與教會的關係。
3. C. Peter Wagner, *Your Spiritual Gifts Can Help Your Church Grow* (Ventura, Calif.: Regal, 1979), p. 63.
4. Herbert J. Miles, *Singles, Sex and Marriage* (Waco, Tex.: Word, 1983), pp. 147-50.

第三章

1. Donna Walters 之語，經准許引用。
2. 我知道帖撒羅尼迦前書第四章 4 節最後一句經文，在 RSV 版本譯作「為自己娶一個妻子」（to take a wife for himself）。另外，NEB 版本則譯為「克制自己的肉體」（to gain mastery over his body），在 NAB 版本則譯為「守著自己的身體」（to guard his member）。我個人比較同意雅布洛（O. Tarry Yabrough）的結論。雅布洛窮畢生精力鑽研帖撒羅尼迦前書第四章 3～8 節的經文，認為RSV版本的翻譯是最可靠的。參見雅布洛所著 *Not Like the Gentiles: Marriage Rules in the Letters of Paul* (Atlanta, Ga.: Scholars Press, 1985), 尤見 68～76 頁。

第四章

1. 見拙作 *Knowing God's Will: Biblical Principles of Guidance* (Downers Grove, Ill.: Inter-

Varsity Press, 1991；中譯本：《明白神旨意》，台北：校園），尤其是第十四章「內在的引導」（Inward Guidance, pp 91-98）. 另見拙作 *Yes Anxiety*，第八章「引導與直覺」（Guidance and Intuition, pp 91-98）.

2. Nita Tucker with Debra Feinstein, *Beyond Cinderella: How to Find and Marry the Man You Want* (New York: St. Martin's Press, 1987), p. 57.
3. 此外，見拙作《明白神旨意》（*Knowing God's Will*，台北：校園）第十三章「不要再搞羊毛了」（Putting Out a Fleece, pp. 156-64），全章都在談這個議題。亦可參考筆者在「尼西米通訊」（Nehemiah Notes）上的文章「被基甸式的禱告所愚弄」（Fooled by Fleecing），這篇文章可在我們的網站上找到，即 <www.nehemiahministries.com/fleecing.htm>。（譯者註：fleecing在此乃指士師記第六章基甸以羊毛乾濕為證之意）
4. 盼望對此議題有更深入研究的人，可參見拙作《明白神旨意》（*Knowing God's Will*, pp. 219-27）一書中的附錄一，第295～308頁；我在附錄一中，考據聖經對父母、屬靈領袖和配偶權柄的看法。
5. Michael Harper, *Prophecy: A Gift for the Body of Christ* (Plainfield, N.J.: Logos, 1970), pp. 26-7.

第五章

1. Charlie W. Shedd, *How to Know If You're Really in Love-Really in Love Enough for Marriage* (Kansas City, Mo.: Sheed, Andrews and McMeel, 1978), p. 2.

第六章

1. Jim Conway, *Men in Mid-Life Crisis* (Elgin, Ill.: David C. Cook, 1978), p. 187.
2. 我的意思不是說愛憐必須完美。我偶爾覺得讀者對自己太嚴苛（其實他們相當照顧對方，但太快認為他們自己沒有充足的愛憐）。愛憐應該是實質的，但對任何人的愛憐都絕對無法完美，包括你的配偶。僅僅因為你仍然有些自私的行為，並不見得意味著你的愛憐不夠。如果你覺得你對此猶豫不決，那麼請考慮下列問題：

   第一、你是否下定決心願意將別人的利益置於自己的利益之上？你是否傾向於這麼做，並且能夠做到一個合理的程度？如果是如此，那麼你符合了愛憐最重要的判準。你對對方的體貼行為甚至比愛憐的情緒更重要（愛憐的情緒總是起起伏伏的）。

第二、對方相信你的愛憐是充足的嗎？對於自己的優點，我們往往不是好法官。如果對方覺得你的愛憐對婚姻而言是足夠的，那麼也許就是足夠的。

第三、其他人認為如何？你的朋友或家人之中，有些人的洞見是你所尊重的；詢問他們是否相信你對對方的愛夠成熟，以至於他們能夠建議你們結婚。你也要詢問專業輔導的意見。認真地接受這些人的忠告，並且信任他們的忠告甚於你自己的自我判斷。

如果這三點的答案是肯定的，那麼很可能你的愛憐是足夠的。如果你已苦惱著你的愛憐之情對婚姻而言夠不夠強烈，那就憑著信心接受：你的愛憐是足夠的。你反而要把焦點放在：我們所考慮的相適性的其他領域，你們相配的情形如何。

第七章

1. 引自 "How to Stay Married," Newsweek, August 24, 1987, p. 54.
2. Sol Gordon, *Why Love Is Not Enough* (Boston, Mass.: Bob Adams, 1988), p. 38.
3. 同上，pp. 38-39.
4. 同上，p. 36.
5. Lary Richards, *Remarriage: a Healing Gift from God* (Waco, Tex.: Word, 1981), p. 38.

第八章

1. Maurice Lamm, *The Jewish Way in Love and Marriage* (San Francisco: Haper & Row, 1980), p. 8.
2. Howard M. Halpern, *Cutting Loose: An Adult Guide to Coming to Terms with Your Parents* (New York: Bantam, 1976).
3. 由於哈爾本（Halpern）不是基督徒作家，所以你在基督教書房不可能買到他的書。他對生活模式的一些看法雖然與基督徒的態度迥異，但是他大部分的觀點與基督徒的思想無異。整體而言，這本書以救贖和憐恤的角度來看成年子女與父母的關係，遺憾的是，我尚不知有哪一本基督教的書足以推薦來與之相較的。
4. 請參考 Brenda Schaeffer, *Is It Love or Is It Addiction? Falling into Healthy Love* (New York:

Harper/Hazelden, 1987); Stanton Peele with Archie Brodsky, *Love and Addiction* (New York: Signet, 1975); Howard M. Halpern, *How to Break Your Addiction to a Person* (Toronto:Bantam, 1982); Connel Cowan and Melvyn Kinder, *Smart Women, Foolish Choices: Finding the Right Men, Avoiding the Wrong Ones* (New York: Signet, 1985); Robin Norwood, *Women Who Love Too Much: When You Keep Wishing and Hoping He'll Change* (New York: Pocket Books, 1985). 當你閱讀這些由非基督徒作家所寫的心理學書籍時，你會發現，每一本書中所提的觀念常與基督徒的價值觀相違。但是，這些書的確提供了許多有價值的洞察力，可以透視濫情溺愛的本質，並有實際的步驟可以協助你克服容易陷入不健康戀情的缺點。

第十一章

1. 我在此處引用了拙著《明白神旨意》中附錄一，第 300～304 頁。

第十二章

1. 「動機模式」一詞，乃引用自馬特森（Ralph Mattson）和米勒（Arthur Miller）的合著：*The Truth about You: Discovering What You Should Be Doing with Your Life* (Old Tappan, N.J.: Revell, 1977) 及 *Finding a Job You Can Love* (Nashville: Thomas Nelson, 1982), 尤其是第六章。
2. Hans Walter Wolff, *Anthropology of the Old Testament* (Philadelphia: Fortress, 1974), pp. 65, 96.
3. 關於這一點，我在 *One of a Kind: A Biblical View of Self-Acceptance* (Downers Grove, Ill.: InterVarsity Press, 1984, pp. 83-86).這本書中，有更深入的探討，和提供許多聖經的例子。
4. 我在此建議的步驟，與馬特森和米勒的書 *Finding a Job*，以及波爾斯（Richard Nelson Bolles）的書 *What Color Is Your Parachute? A Practical Manual for Job Hunters and Career-Changers* (Berkeley, Calif.: Ten Speed Predd, 1984), pp. 83-86，有類似的觀點。
5. Paul Tournier, *The Healing of Persons* (New York: Harper and Row, 1965), p. 67.
6. 請謹記，這些只是客觀的描述，但不是對個性的論斷式描述。以憂鬱型為例，它不單只意味著個性憂鬱，也意指具有分析、深思的態度。你會發現，在哈列斯比（O.

Hallesby）的經典之作 *Temperament and the Christian Faith* (Minneapolis: Augsburg, 1962) 中，對這四種個性類型有很完整、值得一讀的討論，這本書在美國許多公共圖書館均可找得到。杜尼耶（Paul Tournier）著作 *The Healing of Persons* 的第六章中，也有相關的探討，頗有益處，這本書也可在美國各公共圖書館找到。

第十三章

1. Robert L. Mason and Caroline L. Jacobs, *How to Choose the Wrong Marriage Partner and Live Unhappily Ever After* (Atlanta: John Knox Press, 1979),. pp. 18-23.
2. 《明白神旨意》，第三章，第十四章。

第十五章

1. 關於徹底地介紹不同的基督徒觀點，見 H. Wayne House, ed., *Divorce and Remarriage: Four Christian Views* (Downers Grove, Ill.: InterVarsity Press, 1990).
2. J. Carl Laney, 同上，pp. 35-37.
3. 下列經文記載了耶穌將再婚等同於姦淫：太五 32，十九 9；可十 11～12；路十六 18。

第十八章

1. Steven Carter 與 Julia Sokol 在他們極受歡迎的著作 *Men Who Can't Love: How to Recognize a Commitment -Phobic Man Before He Breaks Your Heart* (New York: Berkeley Books, 1987). 蒐集了許多他們所知道和訪問過，男人大嚷著要與女友分手的例子。雖然他們對這個問題的分析是吸引人的，然而在這本書中只處理了這種極端不敢付出承諾的類型；而且他們認為這種嚴重的問題只會發生在男人身上。後來，他們針對委身焦慮合著了另一本書，即：*He's Scared, She's Sacred: Understanding the Hidden Fears That Sabotage Your Relationships* (New York: Dell Books, 1995). 這本書比較平衡且詳盡，並對醫治提出了較大的希望。
2. 《台上台下 Easy Talk》(M. Blaine Smith, *Overcoming Shyness*, Downers Grove, Ill.: InterVarsity Press, 1993, pp. 73-75, 78-79)，第 93～95、98～99 頁。

附 錄 一

1. Joshua Harris, *I kissed Dating Goodbye: A New Attitude Toward Romance and Relationships* (Sisters, Ore.: Multnomah Books, 1997. 中譯本：《不再約會》，台北：學園。); Dr. Don Raunikar, *Choosing God's Best: Wisdom for Lifelong Romance* (Sisters, Ore.: Multnomah Books, 1998).

作者簡介

史密斯是長老會牧師，也是尼西米差會（Nehemiah Ministries）的負責人；該差會位於華盛頓特區，是一個提供信仰資源的差會。他的事奉包括了：舉辦講習會、講道、擔任研討會講員、諮商及寫作。他的作品有：《明白神旨意》（*Knowing God's Will*）、《台上台下 Easy Talk》（*Overcoming Shyness*）、*The Optimism Factor*、*One of a Kind*，以及許多文章。他也是「根據聖經的人生指南」（Guidance by the Book）的講員；這個函授課程（含錄音帶），是「根據聖經而活」（Living by the Book）系列的一部分，由基督徒廣播公司（Christian Broadcasting Network）製作。

史密斯牧師也是一位音樂家；他負責一個基督徒音樂事工，名為「雷子」（Sons of Thunder）；「雷子」最近出版了一片音樂光碟《寶藏》（*Treasures*）。

史密斯牧師是喬治城大學（Georgetown University）的畢業生，也是衛斯理神學院（Wesley Theological Seminary）道學碩士、富勒神學院（Fuller Theological Seminary）教牧學博士。他與妻子艾薇（Evie）住在馬里蘭州的蓋社伯格（Gaithersburg），兒子便雅憫（Benjamin）與拿丹（Nathan）目前都離家就讀大學。

你能夠收到史密斯牧師的通訊

史密斯牧師是《尼西米通訊》（*Nehemiah Notes*）月刊的作者；該月刊列出了他的活動，而且總是包括了一篇文章，其主題是關於明白你的潛力，並且在基督裏持續鼓勵你。本通訊免費索閱。若要索取本通訊或者是要與史密斯牧師聯繫，請寫信到：

Nehemiah Ministries
P.O. Box 448
Damascus, MD 20872
U.S.A.

史密斯牧師也有一個活躍的網路事工，是透過「福音傳播網路」（Gospel Communications Network）的網站，其網址為：<www.nehemiahministries.com>。它的特色是提供了關於史密斯牧師全部著作的資訊，包括國際版本以及每月兩次出刊的「尼西米通訊」（該通訊有許多存檔的文章）。大部分也都有有聲版本。

你也可以免費索閱「尼西米通訊」，每月透過電子郵件收到兩期。你只要寫信到<nnotes@nehemiahministries.com>

即可索閱。

你也可以寫私人的電子郵件給史密斯牧師，其地址為<mbs@nehemiahministries.com>。

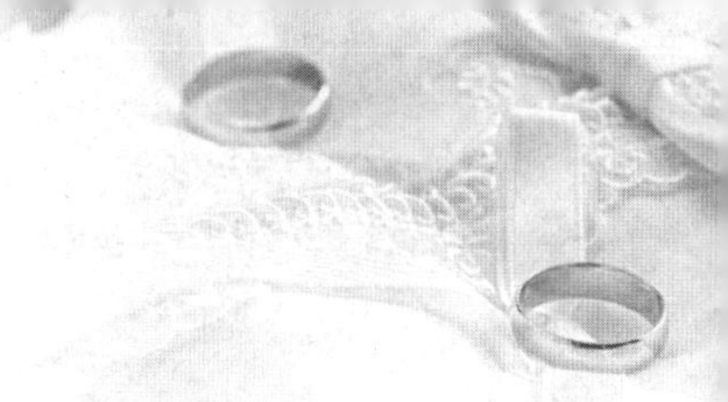

新婚之愛

艾德・惠特、柏金絲　著／柯美玲　譯／272頁／精裝／240元

婚姻出現嚴重問題，近半數是在婚後頭兩年，但是平均來說，夫妻尋求專業輔導協助，卻是在婚後的第七年。作者看見許多夫妻，因忽視這些警訊，又自以爲應付得了，結果容讓雙方關係日益惡化，殊不知若沒有外來的幫助，問題往往難以解決。

＊本書榮獲美國ECPA書籍金牌獎

The first years of forever

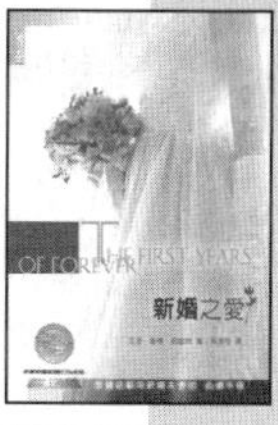

濃情蜜意

艾德・惠特夫婦　著／鄔錫芬　譯／288頁／精裝／280元

「耶和華神說，那人獨居不好，我要爲他造一個配偶幫助他。」
閱讀本書時，請將這驚人的事實牢記在心：「爲了讓我們開心，神自己設計了性。閨房情趣，乃是祂送我們的禮物。」神定意要我們享受性的樂趣，這點從來沒有變過，想到人「受造奇妙可畏」，就更不難明白了。

Intended for Pleasure

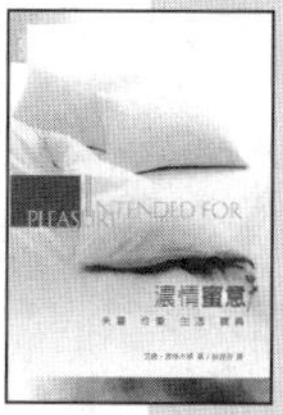

祝福的力量

史摩利、特倫德　著／劉玉潔　譯／304頁／精裝／260元

本書並不是單爲那些得不到家庭溫暖、失去祝福、心靈受創的人而寫，而是任何一個希望擁有祝福的生命，並願意散播祝福的人，都將從中獲得豐富的收穫。作者將根植於舊約家庭中的觀念，以豐富的實例來闡釋祝福的眞義，俾使讀者能將聖經中關於祝福的原則落實在生活中。

＊本書榮獲1987年美國ECPA婚姻家庭類好書金牌獎

The Blessing

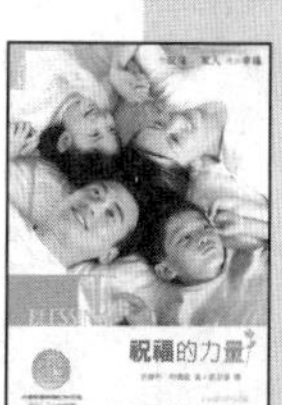

訂購辦法：

●校園網路書房

網址：http：//shop.campus.org.tw

●信用卡或郵遞訂購

可直接利用傳眞：(02)2918-2248

或者直接郵寄：231台北縣新店市民權路50號6樓

如已傳眞，請勿再投郵，以免重複訂購

●郵政劃撥訂購

劃撥帳號：01105351

戶名：校園書房出版社

●書目價格爲台幣建議售價，但會依當時物價調整，敬請到校園網路書房或致電本社查詢。

●一律掛號郵寄訂書。郵購金額滿1500元免郵費，500元[含]以上郵費80元，500元以下郵費55元；國外郵購金額1000元以上，郵費以金額20%計；1000元[含]以下，郵費以金額25%計；400元[含]以下，郵費一律100元。

●如果您有任何疑問，請洽詢本社服務電話

(02)2918-2460分機240～244或E-mail：sales@campus.org.tw

服務時間：週一至週五9：00am～5：30pm

國家圖書館出版品預行編目資料

我該結婚嗎？ / 史密斯 (M. Blaine Smith) 著；楊淑智、田耀龍譯. –修訂一版. --臺北市：校園書房，民93

面；　公分

譯自：Should I get married?

ISBN　957-587-817-5 (精裝)

1. 婚姻

544.3　　92019969

Sweet Sweet Sweet

愛情，是甜蜜的冒險，是追求幸福的起點。